破解疾病的遗传密码

上海市医学会
上海市医学会医学遗传学专科分会 组编

上海市医学会
百年纪念科普丛书
1917—2017

上海科学技术出版社

图书在版编目(CIP)数据

破解疾病的遗传密码/上海市医学会，上海市医学会医学遗传学专科分会组编. —上海：上海科学技术出版社，2018.3
（上海市医学会百年纪念科普丛书）
ISBN 978 - 7 - 5478 - 3038 - 3

Ⅰ.①破…　Ⅱ.①上…②上…　Ⅲ.①遗传病—基本知识
Ⅳ.①R596

中国版本图书馆 CIP 数据核字(2018)第 016813 号

破解疾病的遗传密码

上海市医学会
上海市医学会医学遗传学专科分会　　组编

上海世纪出版（集团）有限公司
上海科学技术出版社　出版、发行
（上海钦州南路 71 号　邮政编码 200235　www.sstp.cn）

字数：150 千　　　　印张 10.25
2018 年 3 月第 1 版　2018 年 3 月第 1 次印刷
ISBN 978 - 7 - 5478 - 3038 - 3/R · 1556
定价：30.00 元

内容提要

  全书分为四个部分：第一部分"院士风采"，此部分记载了上海市医学遗传学专业曾溢滔、贺林、陈义汉等三位院士对本学科的贡献。第二部分"读经典"，包括"遗传大全"和"遗传疾病"，收录了多位医学遗传学基础研究和临床医学专家撰写的二十余篇科普短文，内容涵盖了医学遗传学的基本理论、学科发展及科学前沿。第三部分"问名医"，是医学遗传学基本常识与临床问题的问答，共收录五十余个来自百姓日常生活中的相关困扰或难题。第四部分集中列举了医学遗传学的专业名词和理论知识，为更好地理解本书提供辅助支持。

  本书以诙谐幽默、通俗易懂的语言将医学遗传学的"晦涩"理论化为"浅显"的科普常识，答疑解惑，让科学走进千家万户，用知识造福社会！

总　序

上海市医学会成立于 1917 年 4 月 2 日，迄今已有 100 年的悠久历史。成立之初以"中华医学会上海支会"命名，1932 年改称"中华医学会上海分会"，1991 年正式更名为"上海市医学会"并沿用至今。

百年风雨，世纪沧桑，从成立之初仅 13 人的医学社团组织，发展至今已拥有 288 家单位会员、22 000 余名个人会员，设有 92 个专科分会和 4 个工作委员会，成为社会信誉高、发展能力强、服务水平好、内部管理规范的现代科技社团，荣获上海市社团局"5A 级社会组织"、上海市科协"五星级学会"。

穿越百年历史长河，上海市医学会始终凝聚着全市广大医学科技工作者，充分发挥人才荟萃、智力密集、信息畅通、科技创新的优势，在每一个特定的历史时期，在每一次突发的公共卫生事件应急救援中，均很好地体现了学会的引领带动作用。近年来，在"凝聚、开放、服务、创新"精神的指引下，学会不忘初心，与时俱进，取得了骄人的成绩。

2016 年，习近平总书记在"全国卫生与健康大会"上发表重要讲话，指出"没有全民健康就没有全面小康"，强调把人民健康放在优先发展的战略地位。中共中央、国务院印发的《"健康中国 2030"规划纲要》明确了"共建共享、全民健康"是建设健康中国的战略主题，要求"普及健康生活、加强健康教育、提高全民健康素养"，要推进全民健康生活方式行动，要建立健全健康促进与教育体系，提高健康教育服务能力，普及健康科学知识等。上海市医学会秉承健康科普教育的优良传统，认真践行社会责任，组织动员广大医学专家积极投身医学科普创作与宣传教育。

近年来，学会重点推出了"健康方向盘"系列科普活动、"架起彩虹桥"系列医教帮扶活动和"上海市青年医学科普能力大赛"三项科普品牌。通过科普讲座、咨询义诊、广播影视媒体宣传以及推送科普文章或出版科普读物等多形式、多渠道,把最前沿的医学知识转化成普通百姓健康需求的科普知识,社会反响良好。配合学会百年华诞纪念活动,其间重点推出了百场科普巡讲活动和百位名医科普咨询活动。上海市医学会以其卓有成效的科普宣教工作受到社会各界好评,荣获上海市科委颁发的"上海科普教育创新奖-科普贡献奖(组织)二等奖"、中华医学会"优秀医学科普单位"和"全国青年医学科普能力大赛优秀组织奖",成为上海市科协"推进公民科学素质"百家示范单位之一。

为纪念上海市医学会成立100周年,同时将《"健康中国2030"规划纲要》精神进一步落到实处,我们集中上海医学界的学术领袖和科普精英编著出版这套科普丛书,为大众提供系统的医学科普知识以及权威的疾病防治指南,为"共建共享、全民健康"的健康中国建设添砖加瓦。在这套丛书里,读者既可以"读经典"——呈现《再造"中国手"》等丰碑之作,重温医学大家叱咤医坛的光辉岁月,也可以"问名医"——每本书约有100名当代名医答疑解惑,解决现实中的医疗健康困扰。既可以通过《全科医生,你家的朋友》佳作,找到你的家庭医生,切实地感受国家医疗体制改革的努力给大众带来的健康保障;也可以领略《从"削足适履"到"量身定制"——医学3D打印技术》《手术治疗糖尿病的疗效如何》等医学前沿信息,感受现代医学科技进步带来的福音。

经典丰满的内容,来源于团结奋进、齐心协力的编写团队。这套丛书涉及上海市医学会所属的50余个专科分会,编委达2 000余名,参与编写者近5 000人,堪称上海市医学会史上规模最大的一次集体科普创作。我相信,每一位参与科普丛书的编写者都将为在这场百年盛典中留下手迹,并将这些健康科普知识传播给社会大众而引以为荣。

在此,我谨代表上海市医学会,向所有积极参与学会科普丛书编著的专科分会编委会及学会工作人员,向关注并携手致力于医学科普事业发展的上海科学技术出版社表示衷心的感谢!

源梦百年、聚力同行,传承不朽、再铸辉煌。愿上海市医学会薪火不熄,祝万千家庭健康幸福!

上海市医学会 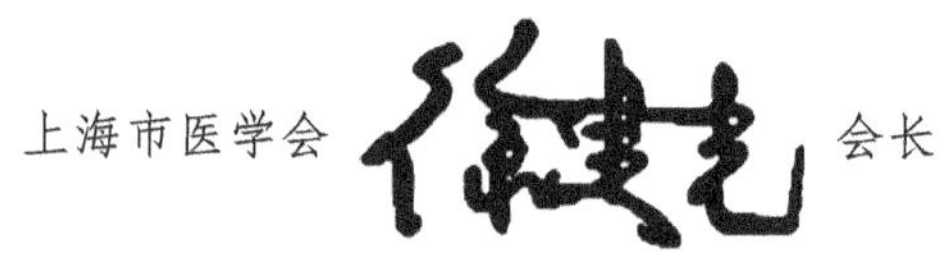 会长

2017 年 5 月

前 言

2005 年深秋的上海街道已是梧桐叶落,银杏变黄,枫叶红艳！ 在最绚烂的秋色里,上海市医学会墨绿色台布映衬的会议室里仿佛春意正浓。上海交通大学医学遗传研究所曾溢滔院士和黄淑帧教授、同济大学傅继梁教授、上海交通大学贺林院士与上海市医学会领导齐聚一堂,共同商讨成立上海市医学会医学遗传学专科分会。

同年 11 月 30 日,承载着老一辈科学家厚望的医学遗传学专科分会正式宣告成立！ 首届分会主任委员由上海交通大学贺林院士担任,随后的十二年里,第二军医大学(现海军军医大学)孙树汉教授和我分别担任了本分会的主任委员,而专科分会委员和青年委员一直都是来自上海市各大高校以及医院中从事医学遗传学教学、科研和临床工作的一线人员。在各自的工作岗位上,他们或著书立说、教书育人;或救死扶伤治、治病救人,医学遗传学是那座连接基础研究和临床工作的桥梁,而医学遗传学专科分会则成为聚集各类专业人才的基地。

十二年只是一个生肖轮回,年轻的医学遗传学专科分会在科普教育推广、基础科学研究、继续教育项目开展等方面都取得了可圈可点的成绩：第一,医学遗传学专科分会组织和成功申报卫生部科技支撑计划"重大遗传病产前筛查、诊断及技术体系和平台建设"课题,面向国家重大需求,妥善解决出生缺陷问题,为提高人口素质、减轻家庭负担和促进社会发展做贡献;第二,建立中国遗传咨询和出生缺陷教育平台,旨在保障全民健康,降低出生缺陷,加强临床遗传学专业人员培训,提供最具特色的在线咨询和科普教育,推进遗传咨询的职业化进程。

医学遗传学是近年来发展最为迅猛的学科之一,医学遗传学的前沿理论、先进技术不断涌现。未来,上海市医学会医学遗传学专科分会将以本学科之所长,为提高中国人口质量,实现新时代的"中国梦"而奋斗！

前言

　　谨以本书向上海市医学会百年华诞致礼，借此百年契机，回顾上海市医学会医学遗传学专科分会发展的短短十二年历史，同时将医学遗传学知识、先进的技术以科普的方式传播给大众，并为一些常见医学遗传学问题提供建议及相关解决方案，使得医学遗传学能够走进百姓生活。

复旦大学出生缺陷研究中心副主任、教授

上海市医学会医学遗传学专科分会主任委员

马　端

2017 年 12 月

目 录

CHAPTER THREE
问名医

3

技｜术｜革｜新 ………… 129

CHAPTER FOUR
微辞典

4

CHAPTER ONE

1

院士风采

一、我国遗传病基因诊断的主要奠基人和开拓者——曾溢滔院士

曾溢滔，上海交通大学讲席教授，医学遗传学家；中国遗传病基因诊断的主要奠基人之一，中国工程院医药卫生工程学部首批院士。

曾溢滔院士长期从事遗传病的防治以及分子胚胎学的基础与应用研究，是我国遗传病基因诊断的主要奠基人和开拓者，建立和发展了一整套适用于中国国情的遗传病基因诊断和产前诊断的技术和方法，从 20 世纪 80 年代初就陆续完成了各型地中海贫血、苯丙酮尿症、血友病、杜氏肌营养不良、亨廷顿病等中国主要代表性遗传病的基因诊断和产前基因诊断；提出并建立和应用 DNA 固相点杂交技术对中国南方危害严重的地中海贫血进行产前基因诊断，论文发表在国际权威医学杂志 *Lancet*，受到高度评价。著名学者 J. G. Hall 于 1985 年 10 月在权威医学杂志 *JAMA* 上评述国际医学遗传学进展时，将这一成就索引为遗传病基因诊断的代表性工作之一。

曾溢滔教授从 20 世纪 60 年代初就开始涉足血红蛋白疾病的研究，对血红蛋白生化遗传的研究已达到当时的国际先进水平，并于 1978 年荣获全国科学大会重大科技成果奖。20 世纪 70 年代末和 80 年代初，倡导和组织了中国遗传学会全国血红蛋白病研究协作组，在中国开展了世界上最大规模（包括 29 个省市自治区，42 个民族，近 100 万人）的血红蛋白病的普查工作，阐明了该病在中国的发病情况、种类和地理分布等。首先建立和应用微量双偶合与高效液相层析相结合的蛋白质化学技术，鉴定了 200 多个家系的异常血红蛋白的一级化学结构，发现了 Hb 武鸣/文昌、Hb 沈阳、Hb 上海、Hb 重庆、Hb 哈尔滨、HbF 江苏、HbF 上海、HbF 增城等 8 种世界新变种，填补了中国在世界异常血红蛋白分布版图上的空白。1982 年，主持的"中国人血红蛋白病变异性研究"项目获得美国国立卫生研究院（NIH）科学基金（RO1），也是第一位获得美国 NIH 科学基金的中国科学家。

20 世纪 80 年代后期，曾溢滔教授将基因工程与胚胎工程有机结合，在国际上首次克隆了牛类性别决定基因 *SRY* 的核心序列，并通过鉴定胚胎的 *SRY* 基因和胚胎移植来控制牛、羊等经济动物的性别。20 世纪 90 年代开始，涉足转基

因动物/乳腺生物反应器研究和开发，成功研制出我国第一头乳汁中表达人凝血因子 IX(hFIX)的转基因山羊和整合了人血清白蛋白基因的转基因牛，以上成果被中国科学院院士和中国工程院院士先后评选为 1998 年和 1999 年中国科技十大进展之一，并被科技部评为 1999 年中国基础研究十大新闻之榜首。

近年来，曾溢滔院士致力于动物乳腺生物反应器制药研究，发明了"同体克隆"和"同型克隆"技术，大大提高了转基因克隆动物效率，获得了多种在乳腺中高效表达药物蛋白的转基因克隆牛，为乳腺生物反应器产业化迈出重要的一步。由于在胚胎工程和转基因动物研究中做出的贡献，2013 年获得中国动物生物技术杰出贡献奖。

曾溢滔院士在国内外已发表学术论文 400 多篇，主编 7 部专著，主编的《遗传病基因诊断与基因治疗》和《人类血红蛋白》荣获国家级图书奖项；取得发明专利 10 多项，5 次荣获国家科技进步奖；先后担任中国遗传学会第一至第六届理事会理事，第二至第八届《遗传学报》《遗传》编委会编委、副主编和顾问；曾被评为国家级有突出贡献中青年专家，荣获全国先进工作者、全国"五一"劳动奖章、上海市科技功臣和"何梁何利"科学技术进步奖等奖项和称号。

（曾凡一）

二、解开遗传界百年之谜——贺林院士

　　贺林，著名遗传生物学家，中国科学院院士，发展中国家世界科学院院士；现任上海交通大学教授、Bio-X 研究院院长，复旦大学教授、生物医学研究院院长，中国科学院研究员、课题负责人。

　　贺林教授 2005 年 11 月当选中国科学院院士，2010 年 10 月当选发展中国家世界科学院院士。先后兼任首届世界转化医学学会主席，东亚人类遗传学联盟主席，两任国家"973"计划首席科学家；十五、十一五国家"863"计划主题和领域专家，数届国家自然科学基金委员会评委，国务院学位评定委员会成员，中国遗传学会副理事长，中国遗传学会遗传咨询分会主任委员，中华医学遗传学会主任委员，上海医学会遗传学分会奠基人和主任委员等。曾荣获国家杰出青年、教育部"长江学者奖励计划"特聘教授、国家百千万跨世纪人才计划第一层面人选、香港"求是"杰出青年、上海市科技精英、"何梁何利"奖、国务院政府津贴得主、美国国家精神分裂症与抑郁症研究联盟（NARSAD）"杰出研究者"奖、第三世界科学院生物奖、谈家桢生命科学成就奖、上海市科技功臣等奖项和称号，以及教育部科学技术（自然科学）一等奖、上海市科学技术进步一等奖、国家自然科学奖二等奖等重要奖励。担任第九至十二届上海市政协委员，第十一和十二届全国政协委员。

　　贺林院士解开了遗传界百年之谜，即发现世界上第一例孟德尔常染色体遗传病 A-1 型短指（趾）症的致病机制，包括完成对致病的 *IHH* 基因的精确定位、克隆、鉴定、确认和致病根源的揭示。并且，发现此基因的缺陷与身高也直接相关。这一研究的结果可直接用于产前诊断，达到杜绝后代出现患者的目的。此外，发现了世界上第一例以中国人姓氏命名的恒齿缺失的孟德尔常染色体显性遗传病"贺-赵缺陷症"，并成功地定位了该致病基因。建立了世界上最大的精神神经疾病样本库，并系统地分析了精神分裂症的相关基因，发现了 10 个左右中国人群精神分裂症特有的易感基因。推动了我国的全基因组关联分析（GWAS）工作，并通过 GWAS 研究对中国人群的精神分裂症候选致病位点有了新的认识。在精神疾病的营养基因组学和药物基因组学研究方面取得了重要进展，证实了出生前的营养缺乏会成倍增加成年后精神分裂症的发病风险。证实

了在汉族人群中 *APOE*4 是老年性痴呆的高危因子以及在血管性痴呆中也起重要的作用,发现了 *APOE* ε4 是胎儿期因碘缺乏引起的智力缺陷的风险因子。

多年来,贺林院士在我国一直积极推动出生缺陷防治工作,将遗传咨询与遗传检测相结合应用其中。在他的倡导下,2015 年 2 月 9 日中国遗传学会遗传咨询分会终于成立,并且被推选为主任委员,致力于建立标准化的遗传咨询流程,培训合格的遗传咨询师,提高国民健康水平。在短短两年中,已举办多期遗传咨询师培训班,在全国建立了培训基地,为培养合格的遗传咨询师,填补我国遗传咨询师职业空白做出了积极贡献;通过全球首次遗传咨询义诊活动积累了用于常规化诊断的丰富经验,很好地促进并推动了我国遗传咨询事业的发展。

贺林院士建立以研究者命名并得到同行认可的复杂性疾病基因组大数据分析算法,即 SHEsis(SH＝SHI；HE＝HE；sis＝analysis 的最后 3 个字母的组合)。结合国情特点提出"百家姓"与药物开发相关性的新思路。鉴于旧医学的停滞不前,提出了新医学的理念,用以指导研发的新方向。考虑到精准医学"过热"现象,及时提出了掺入一定的"冷"思维成分,提高项目的成功率。从 2009 年起带领上海交大本科生团队参赛了 8 次国际基因工程机器大赛(iGEM,由美国麻省理工学院一年组织一次),获得了 7 次金牌和 1 次铜牌。近期,又提出了正式在中国启动具有明显优势设计的至今最合理的单靶标基因组计划,开展最终铲除各类疑难杂病的系统工作。

(贺　光)

三、心律失常遗传学研究领域的标杆——陈义汉院士

陈义汉，心脏病学家，国际心脏生物电研究领域的权威学者，中国科学院院士；九三学社上海市委副主委，全国政协委员；教授，主任医师，博士生导师；国家杰出青年科学基金获得者，教育部"长江学者"奖励计划特聘教授，国家"973"计划首席科学家，教育部创新团队负责人，国家基金委创新研究群体负责人。现任同济大学医学与生命科学部主任，同济大学医学院病理与病理生理学系主任、心律失常教育重点实验室主任，同济大学附属东方医院副院长、心脏内科主任和心脏医学部主任等职务。

陈义汉教授长期从事心血管内科临床工作和基础研究，临床特长为心律失常和心力衰竭的诊断和治疗，研究方向为心律失常和心力衰竭的发生机制和干预，在心律失常和心力衰竭研究领域取得了系统性和开创性的研究成果。先后发现三类人类遗传性心房颤动（遗传性心房颤动Ⅲ型、Ⅳ型、Ⅶ型）和一类致命性心律失常——长 QT 综合征- 13 的致病基因。这些发现已经成为国内外遗传性心律失常诊疗的部分依据。发现紫杉醇、2 -氨基乙基联苯基硼酸酯和 4 -氯代二氮平可以在实验动物上有效控制快速室性心律失常的发生发展。揭示冷诱导 RNA 结合蛋白特异性地靶向瞬时外向钾电流（Ito）通道蛋白，调控心肌复极化。发现分选链接蛋白调控心肌细胞内部凋亡-抗凋亡系统，决定心力衰竭的发生，在心脏功能的维护中起着不可或缺的作用。发现多种多样的诱导因子或者心力衰竭的基础病因，通过线粒体转位酶 70（TOMM70）途径诱发心肌细胞的病理性肥大和心力衰竭的发生。在实验动物层面上，只要 TOMM70 维持正常表达水平，上述病原就无以诱发心力衰竭，从而鉴定出心力衰竭发生发展的部分共同信号通路和核心分子。发现 Wnt 信号通路共受体 LRP6 特异性分布于心室肌细胞润盘，并与润盘构成蛋白 Cx43 完全共定位且直接结合，LRP6 充当蛋白适配子协助 Cx43 蛋白在内质网-高尔基体界面与膜正向运输的过程，LRP6 缺陷功导致了 Cx43 大部分滞留在内质网，并最终降解。LRP6 缺陷使得心肌细胞润盘装配障碍，易化室性快速性心律失常甚至心源性猝死的发生。由此识别出心室肌细胞间电扩布性通道蛋白胞内运输与膜装配的关键调控分子。此外，他领衔

的团队还发现发动蛋白是心肌细胞膜离子通道逆向运输的关键调控分子；揭示核孔蛋白 Nup35 决定心肌细胞酸碱稳态控制蛋白 NHE1 的膜表达动力学。

他领衔的工作受到国内外同行的广泛引用和高度评价，被写进数十本教科书和专著。心脏电生理学领域的世界名著多处引用其工作，心房颤动等国际临床诊疗指南多次引用其成果。2004 年，*Nature* 杂志发表述评，把陈义汉等在心律失常研究领域的发现作为中国生物医药进步的典范之一。应心脏电生理学领域领袖人物邀请，陈义汉多次通过权威杂志或者国际会议介绍中国心脏电生理学成就；鉴于其在心律失常遗传学领域的杰出贡献，国际权威刊物也屡次邀请他撰写领域进展。

由于其出色的研究成果，陈义汉曾获得国际心脏电生理学年度重要进展、中国高等学校十大科技进展、国内十大医学新闻、中国医药科技十大新闻、国家自然科学奖二等奖、教育部自然科学奖一等奖、上海市自然科学奖一等奖、上海市自然科学牡丹奖、中国医师奖、卫生部有突出贡献的中青年专家、上海市领军人才、新世纪百千万人才工程国家级人选、中国青年科技奖、上海市优秀学科带头人、上海市优秀专业技术人才、上海市劳动模范和全国"五一"劳动奖章等多种奖项、荣誉或者称号。

（李　丽）

CHAPTER TWO

2

读经典

遗传大全

一、遗传与变异——进化论

俗语说，"龙生九子，各有不同"，又云"种瓜得瓜，种豆得豆"。更有幽默的网友晒出宠物妈妈生下的几个毛茸茸幼崽的图片，毛色一个比一个浅淡，仿佛生着生着没"墨"了。这些俗语萌图都恰巧提示了遗传学中亲代与子代、子代与子代之间的关系问题——遗传和变异，即亲代与子代的相似和不相似的现象。

遗传使得同一物种只能繁育出同种的生物，变异则是在世代传递过程中出现的差异，不仅子代与亲代存在差异，子代之间也存在差异。遗传与变异是生物生存与进化的基础，遗传维持了生命的延续，没有遗传就没有延续的生命和相对稳定的物种；变异使物种推陈出新，没有变异就没有物种的形成与进化。所以说，遗传与变异造就了生生不息、形形色色的大千世界。

具体来说，遗传就是亲代将撰写了自己生命信息的数据库，做了几个"拷贝盘"分发给子代，让子代形成和自己在主要参数上高度类似的"副本"，相当于亲代把自己复制了好几份。这种"拷贝盘"被称为"遗传物质"，对于地球上的生物来说，这种"遗传物质"是一类脱氧核糖核酸（DNA）和一些核糖核酸（RNA）。这些核酸指导了蛋白质的合成，而后者又是生命的物质基础，是一切细胞、组织的重要组成成分。变异则来源于拷贝过程中出现的 bug（意为隐错，程序缺陷等），而这些 bug 又可以传递下去。简而言之：遗传可以发生变异，发生的变异又可以遗传。

17 世纪，英国博物学家达尔文，综合了他在环球考察中对具体物种遗传变异的证据和线索提出了"进化论"，并出版了《物种起源》。他提出，首先，物种是可变的，生物是在不断进化的；第二，所有的生物都是共同祖先产生的；第三，自然选择是生物进化的动力，生物体生存空间是有限的，物种必须经过艰苦的"生存斗争"才能留存；第四，物种的进化是渐变的，小的突变可以积累成大的变异再形成新物种。按照达尔文的理论，现有的生物是经过漫长的突变积累和环境选择而演化成的。

百年来达尔文收获了大批的粉丝和敌人，有的支持者认为他把生命从某些宗教的神创论中解放出来，把变化的自主权还给了生命本身，因为他提出人类是由类人猿先祖进化而来。还有的支持者认为，进化论使人类意识到自己并不"优越"，只是自然演化的一环，对构建人与自然和谐的生态文明社会很有意义。反对者则对进化论提出了许多质疑。

当然，目前还有达尔文的进化论解决不了的问题。比如，现有物种如果是漫长进化来的，它们原先是由许多个不同的祖先分别进化来的，还是由同一个祖先开枝散叶进化来的呢？如果是同一个祖先，那么地球上最初的生命是怎么起源的呢，是自发生成的还是有什么智能体"播种"的呢？如果缓慢进化是事实，为什么许多化石证据都找不到物种从低级向高级进化时的中间状态呢？

生于 17 世纪的达尔文回答不了这些问题。

和生物体的遗传和变异类似，遗传和变异的理论——进化论，也在人类的讨论中被继承、挑战和改变。

（贺　光）

— 专家简介 —

贺　光

贺光，医学遗传学博士，上海交通大学研究员，博士生导师。上海市青年科技启明星，上海市医学会医学遗传学专科分会候任主任委员，中华医学会医学遗传学分会委员。主要从事精神神经疾病发生机制以及药物基因组学研究。

二、遗传物质 DNA

  一粒小小的豌豆能用来做什么？不同人会有不同的答案。阿基米德会想如果用这粒豌豆做支点或许也可以翘起整个地球；安徒生会想如何用它来寻找到真正的公主；痴迷电子游戏的玩家们则会用豌豆做武器阻挡僵尸的进攻……而在大约 150 多年前，一颗小小的豌豆却被一名修道士玩出了新花样，这一玩就奠定了现代生物学的一大基石。

  没错，我说的是孟德尔。身着一身黑色的修道服，胸口挂着神圣的十字架，这或许是孟德尔给我们最深刻的印象。然而，孟德尔其实并不完全是一名修士。虽然孟德尔出身于一个贫苦的农民家庭，但他自幼接受过良好的教育，这也为他后来能够全面地理解那些复杂的遗传机制打下了坚实的基础。随后，孟德尔进行了大量植物杂交试验，他曾采用不同的植物进行实验，其中豌豆杂交试验做得最为成功。在整整 8 年的时间里，孟德尔不断培育这些豌豆，对所有豌豆的性状、数量和代数都做了详细的记录和分析。最后他在前人研究的基础上，通过总结自己的研究成果提出了遗传单位是遗传因子的学说，并且通过豌豆实验详细揭示和阐明了遗传学的分离规律和自由组合规律，为遗传学的发展奠定了坚实的基础。这一研究也发表了题为《植物杂交试验》的论文，这两个重要规律的发现和提出，正是孟德尔名垂后世的重大科研成果。

  那么遗传因子到底是什么呢？托马斯·亨特·摩尔根（Thomas Hunt Morgan）指出了解开谜团的新方向。他在进行有关果蝇杂交实验时偶然发现了一种罕见的白眼果蝇，而其他果蝇都是红眼的；进一步研究他又发现所有的白眼果蝇均为雄性。经过研究和验证，摩尔根推测白眼雄性果蝇的出现可能是由于决定果蝇眼睛颜色的"遗传因子"刚好是位于果蝇决定性别的性染色体上，才会导致所有白眼果蝇均为雄性，而白眼果蝇的出现实际上是一种伴性遗传。摩尔根将这种基因伴随遗传的现象命名为基因的"连锁"。摩尔根的研究首次证明了遗传因子是位于染色体上的。

  虽然知道了遗传因子位于染色体上，但是染色体物质的绝大部分是蛋白质，而遗传物质是蛋白质还是脱氧核糖核酸（DNA），科学家们一直没有给出统一的答案。就在这样的大背景下，细菌学家首先展开了研究。他们采用两种不同的肺炎球菌菌株，一种称为 S 菌株，有平滑的外膜，一种称为 R 菌株，由于缺少构成完整被膜所需的酶，所以该菌株没有外膜，并且外表粗糙。经过研究发现，将 S 菌株的细胞浸出物与 R 菌株的活菌株混合后，注射到小鼠体内，虽然并未对小鼠注射 S 菌株，但是依旧能在小鼠组织中发现 S 菌的活菌株。显然 S 菌株的浸出物中应该含有一种遗传因子，它可以给 R 菌株提供构建被膜所需的酶，使 R 菌株转变成 S 菌株。接下来艾弗里分离提取了 S 菌株中的蛋白质、DNA、荚膜物质等，分别将这三种物质加入到 R 菌株的培养基中。他发现，只有在培养基中加入 DNA 时，R 型菌才能转化成 S 型菌，并且用 DNA 酶处理 DNA 样品，DNA 被降解后就不能使 R 型菌发生转变，从而证实这种因子是纯粹的 DNA，并非蛋白质。但是由于当时无法得到百分之百纯度的 DNA，DNA 样品中还是会有蛋白质杂质的存在，因此该结论曾一度受到质疑。

如果说艾弗里的实验存在质疑的话，那么赫尔希和蔡斯的实验才是真正能证明 DNA 是遗传物质的压轴表演。他们运用 T2 噬菌体进行了侵染大肠杆菌实验。之所以选择 T2 噬菌体，是因为 T2 噬菌体结构简单，它只有核酸和蛋白质衣壳两部分构成。他们用同位素磷- 32 标记噬菌体核酸，因为核酸是含磷元素而蛋白质不含有这种元素，然后他们又用同位素硫- 35 标记噬菌体的蛋白质衣壳，同样也是因为只有蛋白质含硫元素而 DNA 不含硫。接下来就是用标记后的噬菌体侵染大肠杆菌，通过离心分离上清和菌体，再通过检测放射性确定子代噬菌体所含的放射性标记物。研究发现，用磷- 32 标记噬菌体产生的子代噬菌体中含有磷- 32 标记；而用硫- 35 标记噬菌体产生的子代噬菌体中，并没有检测到放射性。因为噬菌体子代的产生，要由遗传物质的指导，因此只有进入细菌中的标记物才可能是指导子代产生的遗传物质，这也就说明了真正进入细菌的物质是 DNA，而不是蛋白质。赫尔希-蔡斯的噬菌体侵染实验被认为是"DNA 是遗传物质"的最好证明。

经过后来几十年的发展，科学家们又发现了许多 RNA 病毒，这些病毒不是以 DNA 作为遗传物质，而是核糖核酸 RNA，并且还发现，作为遗传物质的 RNA 既可以是单链的，也可以以双链形式存在。虽然艾弗里和赫尔希的实验证明遗传物质是 DNA 而不是蛋白质，但是后来人们发现，蛋白质也可以作为遗传物质，这一典型代表就是朊病毒（又称普里昂、朊粒）。由此我们发现，DNA 是遗传物质，是一种主要的遗传物质，但同时 DNA 并不是唯一的遗传物质！

（贺　光）

三、DNA 背后的"黑暗女士"

　　1953 年 4 月，DNA 双螺旋结构模型在《科学》杂志上发表，这篇不到一千字的短文，揭开了现代分子生物学的序幕。提出该模型的 3 位科学家沃森、克里克和威尔金斯深孚众望，在 1962 年共同摘得诺贝尔生理学/医学奖。实际上，这场科学盛宴的背后，还包含着另一位年轻女科学家的心血，一位杰出的 X 射线晶体学家——罗莎琳德·富兰克林。

　　富兰克林 1920 年生于伦敦的一个犹太家庭，天资聪颖，15 岁立志从事科学，后在剑桥大学完成学业。二战后到法国学习 X 射线晶体衍射技术，深受法国同事的喜爱，1951 年回国在伦敦国王学院获得一个职位，与威尔金斯成为同事。

　　20 世纪 50 年代噬菌体侵染细菌实验真正证明了 DNA 才是主要的遗传物质，科学界掀起了"DNA 研究热"。那时已知 DNA 由 4 种核苷酸组成，碱基（两种嘌呤碱基和两种嘧啶碱基）连接糖和磷酸基形成核苷酸，每一个核苷酸的糖基团和另一个核苷酸的磷酸基团连接形成糖-磷酸骨架。生化遗传学家与结构学家纷纷开始合作，试图确定这些元件在结构上是如何契合来实现其生物学功能。主要的问题有：DNA 分子中各个部分聚合在一起需要哪些作用力；DNA 是几条链组成的；链与链间的空间关系如何，是相同碱基还是相同类型碱基的作用力，还是不同类型碱基的相互吸引，又或是糖-磷酸骨架的某些部分相互吸引。富兰克林也在这股潮流中开展她的工作。然而，她在工作中特立独行，跟同事威尔金斯性格不合，加上当时社会对女性的偏见，造成他们私下关系很差。其实，威尔金斯曾想主动改善与她的关系，但是都被富兰克林拒绝了。这样的环境使她被排除在科学家之

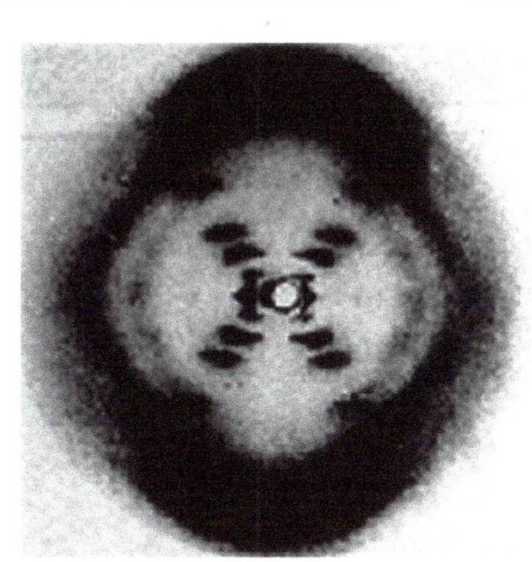

▲ 富兰克林利用 X 射线晶体衍射技术拍摄的 B 型 DNA 结构图

间的信息交换网络外，失去了合作的好机会。

富兰克林利用自己在 X 射线衍射领域的经验来研究 DNA。X 射线是波长很短的电磁波，物理学家通常用它来分析晶体的结构。当 X 射线穿过晶体，晶体的原子或分子使射线发生偏转，形成一个明暗交替的衍射图形，分析这个图形便能知道晶体的原子是如何排列的。事实上，DNA 难以制备成晶体，更别说通过 X 射线衍射来研究，很多研究人员便放弃了这条简单明了的途径。克里克也曾说："从事晶体学有一个危险，由于人们无法在理想的时间内得到结果，因此从事这项研究的人有点自欺欺人，他们死抱着一种思想或解释不放，除非有人使他们梦醒，否则他们会一直沿着老路走下去。"但是富兰克林的技术十分精湛，很快成功拍到了 DNA 的 X 射线衍射照片。同时，她发现 DNA 样品干燥和潮湿的时候，形态不同，于是她将 DNA 干燥时的形态取名为 A 型，潮湿时取名为 B 型，初步判断 B 型 DNA 为双螺旋形。DNA 既吸水也易脱水，她便推测吸引水分子的磷酸基在 DNA 链的外面，碱基则位于链的内部。为了确定 A 型 DNA 也是螺旋形，她便将她的工作中心放在了 A 型 DNA 上，B 型 DNA 的结构研究图交给了威尔金斯。

1953 年初，沃森和克里克在剑桥大学进行 DNA 结构的研究，威尔金斯与他们相约一起吃午饭，并把富兰克林的 B 型 DNA 的 X 射线衍射图（标号 51）带给沃森和克里克看。正是这张清晰的照片，让沃森和克里克找到了破解 DNA 结构的关键，而碱基的配对模式也已通过计算推测出来，两周后他们搭建了著名的双螺旋结构模型，很快便发表了著名论文《脱氧核糖核酸的结构》。而富兰克林并不知情，她的论文也同时发表在《自然》杂志上，但是只是作为一个补充证据。之后，她把精力转向病毒的研究，脊髓灰质炎病毒（引起小儿麻痹症）项目还获得美国国立卫生研究院的资助。

1956 年，富兰克林身体不适，腹部肿胀，被诊断为卵巢癌，两年后不幸病逝，时年 38 岁。但是，在 1956～1957 年间，她还发表了 13 篇学术论文。很多人认为，她的英年早逝与她实验中经常接触 X 射线有关，后来发现，可能是家族遗传所致。美国作家布伦达·马多克斯根据她的故事写了一本传记，名为《DNA 光环背后的女人》。她这样评价传记的主人公："她处于一个充满敌意的环境，如果她觉得自信和备受支持，可能就会拥有惊人的想象力。"

（贺　光）

四、基因并不能决定我们的命运

　　我们可以从自己的父母那里遗传到很多东西，头发和眼睛的颜色，还有身高。但我们最终长成什么样，具有什么样的特征并不都依赖于遗传，因为我们会受到后天环境的影响。但是，各代传递生物信息的唯一途径在 DNA 编码中，也就是说，我们受到的环境影响和经验并不能被传递给我们的孩子和再下一代？可事实上，遗传没有我们想象的那么简单。

　　我们身体里的每一个细胞都有含有一模一样遗传指令的 DNA，然而当我们的皮肤细胞每天重生时，不知怎么的这些新生细胞就知道变成皮肤细胞而不是骨头或是肌肉。会不会有一些不是 DNA 的东西影响它们的最终形态呢？科学家发现当信息在细胞里时，DNA 上的化学标记或是 DNA 缠绕的蛋白质发出信号通知细胞开启或关闭特定段的基因，可以调控细胞各司其职，同时，这些化学标记会随着生物体适应新的环境而不断改写。科学家们称这一现象为表观遗传。这种由外界环境引起的表观遗传改变会传递给下一代吗？科学家们观察到了一些有趣的现象，由于 DNA 标记的改变，被肥着养的老鼠理所当然地变肥了，但这些肥胖老鼠的雌性后代，即使它们被正常体型的寄养母鼠抚养，最后还是会成为胖鼠，比寄养家庭的后代重百分之二十以上。另外一个例子中，当雄性老鼠被训练成害怕一种古怪的臭味后，它们的下一代和下下一代即使从没有接触过这种气味也会对这种气味敏感。这种特别的遗传方式甚至可能在人类身上发生。二战末期荷兰发生饥荒，那些胚胎时营养不良的孩子即使在超过六十年后还带有表观遗传的变化。在胚胎里发生这些变化可能对个体的一生都产生重要的影响。

　　人类生活不是能轻易控制的实验室研究，因此，许多科学家对这样的遗传方式抱着怀疑的态度。当一个孩子在腹中成长，那些以后变成孙子辈的细胞就已经存在了，它们暴露在和奶奶一样的环境中，就不叫作遗传，那和早期的暴露是一样的。对于真正遗传下来的表观遗传来说，它们必须要每一代都被重写。此外，造就我们大部分的性状都是写在 DNA 里的，而完全排除基因的变化太难了，这就是研究复杂动物的难题。一个个体是上千种基因在上亿万个细胞中的产物，有太多因素需要考虑了。因为我们身上的很多疾病都与压力、饮食或者环境有关，所以，发现我们的身体正在承受很多种未知方式的影响，也就用不着那么吃惊了。表观遗传是一门新科学，它提醒我们，对于到底什么造就了我们的问题，仍有许多未知。

（王　芳）

--- 专家简介 ---

王　芳

王芳，遗传学博士，教授，博导，主任医师，海军军医大学附属长海医院临床遗传科主任，上海市医学会医学遗传学专科分会副主任委员。主要从事分子遗传学、发育遗传学和生殖遗传学的基础和临床工作，较有成效地将遗传学理论与技术应用于疾病的诊断、预防和治疗。

五、DNA 损伤与衰老

衰老是指身体各部分器官和系统功能的衰退,其最终结果是死亡,即生命的终止。衰老是世间有机体的正常生理过程,尚不可被逆转。因而,衰老的出现便意味着生命离消亡又近一步,这也是人为什么会恐惧衰老最主要的原因。为了揭开衰老之谜,从古至今,科学家们一直致力于研究衰老发生的原因和机制。

DNA 即脱氧核糖核酸,作为一种生物大分子,主要存在于细胞的细胞核和线粒体。它是染色体的主要组成成分,同时也是生物体的主要遗传物质,存储着生物体赖以生存和繁衍的遗传信息,因此维护 DNA 分子的完整性至关重要。外界环境(如紫外线、电离辐射、烷化剂和碱基类似物等)和生物体内部因素(自由基等)都会经常导致 DNA 分子损伤。据估算,啮齿类动物每个细胞每天要发生 3.6 万～16 万次 DNA 损伤;人体所有细胞每天共要发生 10^{17} 次数的 DNA 损伤。由此可见,对于人类等哺乳类动物,DNA 损伤非常常见,所以自身细胞已进化出修复 DNA 损伤的机制,称为 DNA 损伤修复。DNA 损伤修复是指在细胞中多种酶的共同作用下,DNA 的损伤结构大部分得以恢复,降低了突变率,保持了 DNA 分子的相对稳定性。

现代科学认为,衰老是自然发生的 DNA 损伤累积的结果。即当生物衰老时,机体修复损伤 DNA 的能力下降,损伤堆积引起基因及其表达异常,最终导致衰老甚至死亡。从细胞器层面看,细胞核和线粒体的 DNA 损伤都会造成衰老。细胞核是细胞最重要的结构,被称为细胞遗传与代谢的"调控中心"。细胞核 DNA 损伤可以直接造成细胞功能障碍,也可以间接导致细胞凋亡或衰退的增加,从而造成机体衰老。线粒体是细胞中制造能量的结构,被称为细胞的"发电厂"。线粒体 DNA 比细胞核 DNA 更易受到氧化应激的损伤,而其所致 DNA 突变或其基因产物丢失又会进一步促进活性氧的释放。细胞中未被修复的 DNA 损伤累积下来即可导致衰老,其中非复制或复制较慢的细胞,例如脑细胞、骨骼肌细胞和心肌细胞,DNA 损伤累积更严重。

DNA 损伤假说中,最有名的是端粒学说。所谓端粒,是指每条染色体两端一段特殊序列的 DNA。端粒 DNA 序列在每次细胞分裂后会缩短一截,随着细胞分裂次数的增加,缩短部分逐渐向内延伸。最终,端粒内侧的正常 DNA 序列就会受到损伤。端粒学说最早由 Olovnikov 提出。端粒学说可以一定程度解释细胞衰老的问题。2009 年，诺贝尔生理学或医学奖授予了美国旧金山大学的伊丽莎白·布莱克本、美国约翰·霍普金斯医学院的卡罗尔-格雷德、美国哈佛医学院的杰克·绍斯塔克和霍华德休斯医学研究所，以表彰他们对端粒和端粒酶保护染色体机制的重要发现。

尽管科学家们对 DNA 损伤与衰老机制进行了大量研究，但其具体机制尚不明确。目前，我们虽然无法逆转衰老，但仍有一些延缓衰老的方法：①正规、全面的定期体检，每年至少进行一次；②养成运动的习惯，适量运动能提高抗氧化酶活性，促进自由基清除，减少线粒体 DNA 损伤，且可改善神经内分泌功能的调节；③注意情绪管理，缓解心理压力，注重精神心理健康。

（崔东红）

—— 专家简介 ——

崔东红

崔东红，博士，研究员，博士生导师。上海交通大学医学院"985"精神疾病样本库主任，上海市浦江人才、上海市公共卫生优先学科带头人获得者，上海市重性精神病重点实验室执行主任、上海市遗传学会理事、上海市医学会医学遗传学专科分会理事、上海市健康科技协会基因健康专业委员会常务委员、中国神经科学学会精神病学基础与临床分会常务委员兼秘书长、中国药理学会药物基因组专业委员会委员。

六、发育生物学——生物学皇冠上的明珠

个体发育，编程与重编程

发育生物学起始于两个观点：先成论认为成体微小雏形在受精卵中预先存在，待发育时则逐渐长大；而渐成论认为受精卵中不存在胚胎结构，在发育过程中从简单到复杂逐渐发育出各种组织和器官。

19 世纪中期显微镜技术的发展推翻了先成论，认可了渐成论的观点，而这个从简单到复杂、定时定点定向的发育过程，被称为编程。

1972 年英国科学家约翰·格登（John Gurdon）将青蛙成体细胞核移植到去核的卵母细胞中，从而将成体细胞逆转为原始状态的胚胎细胞，并进一步发育为健康的青蛙，证明发育终末的成体细胞可以被重编程，颠覆了生命科学的传统观念。

1997 年，伊恩·维尔穆特（Ian Wilmut）将成年羊乳腺细胞核移植到去核卵母细胞中，得到克隆羊多利，首次在哺乳动物中实现重编程。克隆羊轰动了世界，体细胞克隆牛、小鼠、猪、兔和大鼠等相继出现，克隆技术在医疗中展示出广阔的应用前景。例如结合干细胞技术，将一个心脏病患者的皮肤细胞重编程为胚胎状态——多能干细胞，再诱导分化为心脏细胞，移植到患者的心脏，从而治疗那些无药可治的遗传病。但是这种技术的应用存在很大的局限性，一是需要高超的核移植技术，二是需要珍贵的人类卵子，牵涉到复杂的伦理问题，三是核移植的成功率相当低。

iPS 细胞——逆转生命时钟

2007 年，日本科学家山中伸弥（Shinya Yamanaka）将四个转录因子 Oct4、Sox2、Klf4 和 c-Myc 的组合转入成人皮肤细胞，在体外培养后成功得到人类诱导性多能干细胞（iPS 细胞），这一过程不需要复杂的体细胞核移植操作和珍贵的人类卵子，又避免了人类胚胎干细胞用于治疗的伦理问题和免疫排斥问题。2012 年，山中伸弥和约翰·格登共同获得诺贝尔生理学或医

学奖。

人类 iPS 细胞在临床上被寄予厚望，发展十分迅速。科学家一方面致力于提高诱导效率并改善安全性，例如用 mRNA、蛋白甚至化学物质代替经典的逆转录病毒载体来提高安全性；另一方面是治疗方面的研究，包括针对小鼠疾病模型和人类临床的研究。

2007 年，将镰状细胞贫血疾病小鼠模型的皮肤细胞诱导为 iPS 细胞，通过体外基因打靶技术对致病突变基因进行修正，再在体外诱导分化为造血祖细胞，回输到疾病小鼠的体内，症状得到改善。2008 年，iPS 细胞被用于治疗帕金森综合征。2009 年，中国科学家周琪和曾凡一等通过四倍体注射技术获得纯 iPS 细胞来源的活体小鼠，首次证明了 iPS 细胞的全能性。

在临床实验中，2014 年日本科学家从自体的诱导性多能干细胞获得视网膜色素上皮细胞，并植入 70 岁高龄女性患者右眼中，完成首例临床试验。虽然，iPS 应用于临床还在初始阶段，安全性和有效性有待进一步考察，但是毫无疑问，它为过去被视为不治之症的遗传病和退行性疾病提供了非常有希望的治疗方向。

○ 摘编自《科学》2012 年第 6 期

（曾凡一）

—— 专家简介 ——

曾凡一

曾凡一，研究员，博士生导师。现任上海交通大学医学遗传研究所所长。国家重大科学研究计划项目首席科学家，"长江学者奖励计划"特聘教授，国家杰出青年科学基金获得者。主要从事发育生物学、医学遗传学及干细胞和哺乳动物胚胎工程的研究。

七、表观遗传学的秘密

大多数人肯定都见过皮毛颜色各异的猫，有白色、黑色、橘色的，甚至还有几种颜色混杂的猫，比如三色猫。三色猫并不是猫的一个品种，而是对颜色的一种统称。你注意到没有，每一只三色猫的颜色分布各不相同，即使是同卵出生的猫咪。而且，无论是什么品种的三色猫，绝大多数都是母猫。那我们肯定就好奇：到底是什么原因造成的呢？

简单地说，表观遗传就是在 DNA 序列不发生改变的情况下而引起的表型产生可遗传变化的现象。比如一对同卵双胞胎，具有相同的遗传信息，但双胞胎二人因生活环境的不同导致大小不一的差异，并且这种差异在其后代还会持续遗传。这种现象我们就可以理解为表观遗传。基于环境的各种不同条件，表观遗传对于我们自身影响也是多方面的，比如饮食、运动以及社交等。

既然表观遗传可以通过如此多的环境因素作用于我们自身，那我们肯定又要问表观遗传学变化是怎样与我们自身的生长发育以及疾病关联起来的。

表观遗传的变化主要是指 DNA 甲基化、组蛋白修饰、染色体重塑等遗传物质的修饰。大量研究表明，表观遗传学中 DNA 甲基化与肿瘤关系密切。DNA 高甲基化能够抑制基因的转录而影响表达，如果这个基因是抑癌基因或者 DNA 修复基因，那么甲基化就能间接导致肿瘤的发生。既然甲基化是肿瘤发生的"导火索"，反过来思考，去甲基化就能恢复抑癌基因或 DNA 修复基因的功能，从而达到治疗肿瘤的作用。

三色猫引发的表观遗传学问题是关于 X 染色体失活现象。一般情况下，雌性有两条 X 染色体（一条来自母亲，一条来自父亲），雄性只有一条 X 染色体（另一条是来自父亲的 Y 染色体）。根据"剂量补偿"效应，雌性动物胚胎发育过程中，会随机失活一条 X 染色体，并浓缩形成失去转录功能的染色质体，即"巴氏小体"。但是，在三色猫体内，那条 X 染色体并不会在每个细胞中失活。也就是说，两条 X 染色体分别可以在不同的细胞中进行表达。而控制三色猫黑色、橘色皮毛的基因位于 X 染色体上（控制白色皮毛的基因位于常染色体上，与 X/Y 染色体无关），且 X 染色体决定了猫咪大部分皮毛颜色。因此，三色猫获得了亲代控制黑色皮毛和橘色皮毛表达的 X 染色体，并调控两条染色体分别在不同细胞中进行表达。当然,让控制黑色皮毛表达的 X 染色体失活(永久性失活),就会得到长出橘色皮毛的猫咪。

　　至于为什么三色猫中雌性占绝大多数,那是因为雄猫只有一条 X 染色体,只能控制一种颜色的表达。当然,当今世界无奇不有,在众多的三色猫中,我们总会发现极少数的雄性三色猫,这就意味着雄性三色猫多遗传到一条 X 染色体,那么其基因构成就是 XXY(正常是 XY)。这一现象在人类当中也有发生,我们称之为"克氏综合征"(克兰费尔特综合征)。

（贺　光）

八、环境因素在遗传病发生中的作用至关重要

遗传病主要包括三大类：染色体病、单基因遗传病以及多基因遗传病。除此之外，还有线粒体基因异常所引起的线粒体遗传病以及体细胞中基因异常所引起的体细胞遗传病。

某些遗传病的发病主要由遗传因素所决定，例如大多数的单基因遗传病，遗传因素的作用包括主要基因、特异性基因和染色体畸变的影响，致病基因在家族中的传递符合经典的遗传学三大定律。但是除了遗传因素之外，单基因遗传病的发病也受到其他因素的影响，例如基因表达上的差异等，此外由于环境污染、生态平衡遭到破坏，使基因突变频率增高，人群中致病基因增加。

多基因病在普通人群中发病率较高，包括心血管疾病、哮喘、糖尿病以及多种精神神经疾病等，因其是在多种因素共同作用下发生的，包括遗传因素、环境作用以及其他随机因素等，又被称为复杂性疾病。多基因病的发病机制十分复杂，现在普遍认为：多基因病的发生是遗传因素与环境因素相互作用的结果。

单基因遗传病的致病基因作用明确，在家系中的传递方式清晰。但对于多基因病来说，虽然存在显著的家族聚集性倾向，但不符合经典的孟德尔式遗传规律。而且，同一种疾病常常存在多个易感基因，每个易感基因对疾病产生的效应有限，且不同易感基因之间、易感基因与环境因素之间存在着复杂的相互作用网络。多基因病发生是由于多个基因相互作用以及基因与多种环境因素相互作用的结果，还常常伴随多种随机因素的参与。随着我国工业化程度的提高以及城市化进程的加快，人们生活方式和饮食结构发生了翻天覆地的变化，各种常见病的发病率也悄然上涨，严重威胁着国民的身体健康和国家的经济发展。研究常见病易感基因与各种环境因素之间相互作用的机制是我们目前面临的最大挑战。

近来表观遗传学研究飞速发展，使得一些科学家开始重新审视进化论的一些细节，传统的达尔文理论认为基因本身不会受环境影响，只会被环境选择，而越来越多的研究证据表明，环境能够与基因相互作用，对基因进行表观修饰，而这些修饰可以遗传给下一代个体。我们已经知道有多种环境因素与甲基化的发

生关系密切。

　　表观遗传学修饰的主要形式包括组蛋白的化学修饰和基因的甲基化修饰，这些研究结果从一定程度上可以部分解释遗传与环境因素相互作用的方式，对制定疾病预防的公共健康策略起到一定的指导作用，为人类最终战胜常见病带来希望。

（贺　光）

九、带你走进表观遗传学

表观遗传是指 DNA 序列并未发生变化，但是基因表达却发生了改变，而且是可遗传的现象。在任何一种细胞中，都会有一部分基因被激活，而另一部分基因被抑制。表观遗传学的改变主要有 DNA 甲基化和组蛋白修饰，另外还包括非编码 RNA 的作用。产生的遗传效应有基因组印记、基因沉默、母性影响、核仁显性等。表观遗传的改变不仅是细胞内的遗传物质作用的结果，同时还受环境因素的影响。表观遗传的调控出现异常，将会引起疾病的发生。

经典遗传学强调，遗传的分子基础是核酸，遗传信息存储在核酸的碱基序列中。人体内每种细胞都含有相同的遗传信息，在细胞分化过程中，由于表达模式不同，从而产生了不同的器官和组织。这些 DNA 序列并未发生改变，然而基因表达却发生了可以遗传的改变，这种现象就被称为表观遗传现象。

表观遗传学的概念是 1942 年由 Waddington 提出的，该学科的目的是研究生物的发育机制。随着研究的进展，人们对表观遗传的研究也不断发展，因此认为表观遗传学是研究并非 DNA 序列改变导致的可以遗传的基因表达变化。表观遗传学目前已成为了生命科学的研究热点，形成了一个独立的学科。

DNA 甲基化是表观遗传的调节机制中研究最多和最清楚的修饰方式。DNA 高度甲基化会影响 DNA 结构，抑制基因转录，进而导致基因沉默。正常的 DNA 甲基化对于维持生物体的生长和代谢是必需的，如 X 染色体失活、基因印记以及胚胎发育等。然而，当 DNA 甲基化出现异常时则会导致抑癌基因无法转录或者基因组不稳定，进而造成肿瘤的产生。

组蛋白修饰是另一种表观遗传修饰方式。组蛋白是染色体蛋白的基本结构，可与 DNA、酶以及其他染色质蛋白发生相互作用，同时还参与染色质的组装以及凝聚过程。组蛋白的表观遗传修饰方式包括甲基化、乙酰化、泛素化及磷酸化等，这些修饰方式影响了染色质的结构和功能，促进或抑制基因的转录。

非编码 RNA 在表观遗传的调控过程中也发挥了重要的作用。非编码 RNA 根据长度的不同，又分为长链非编码 RNA 和短链非编码 RNA。长链非编码 RNA 长度超过 200 nt，序列不保守，不与目的基因同源，通过顺式调节作用使基因沉默。短链非编码 RNA 长度小于 30 nt，主要在转录水平和转录后水平对基因进行调控。转录水平调控是由染色质修饰以及异染色质化抑制转录的过程，而转录后调控是降解 mRNA 或抑制 mRNA 翻译发挥作用。

表观遗传学的调节机制容易受到环境的影响，因此该学科更关注于探究环境诱导产生的表观遗传变异。在环境的影响下，某一调节机制的异常就可能导致细胞状态及细胞增殖发生改变，进而引发各种疾病的产生。然而很多表观遗传疾病都是可逆的，因此，产生的疾病也比较容易治疗，所以人们开始逐渐摸索表观遗传学疾病相应的药物研发及治疗方法。深入研究表观遗传学将会对人类的生活产生重要的意义。

（张　毅）

—— 专家简介 ——

张　毅

张毅，海军军医大学遗传研究所副教授，上海市医学会医学遗传学专科分会委员，主要研究方向为出生缺陷的早期防治、表观遗传学在疾病诊治中的应用基础研究等。

十、个性化用药——给适合的人用合适的药

药物是把"双刃剑"

生病吃药，我们将药视为驱除病痛的主要武器。但是这个武器如果用不好，反而会造成我们自己的伤痛。临床上的用药案例不断提示我们，采用相同治疗方案的患者，其疗效和副作用存在明显的个体差异。据统计，全世界三分之一死亡患者的死因是不合理用药。

在中国，住院患者药物不良反应率高达 10％～20％，因药物不良反应产生的额外医疗费用高达 1 000 亿美元。越来越多的数据表明，根据临床试验及经验得出的"平均值"用药剂量，以"疾病诊断-确定用药方案-治疗-监控临床反应-调整治疗方案"为特点的传统用药模式已无法满足当今人们对药物疗效的要求。而"因人而异""因病而异""因药而异"的个性化用药才是可以产生医疗高效益的主流。

药物的作用效果可以受环境（饮食、抽烟、喝酒和空气）、生理（性别、年龄、身高和体重等）、病理（病程、并发症、肝肾等代谢器官状态）和遗传（单核苷酸多态性、基因组、表观遗传学差异）等诸多因素的影响。在这种情况下，个性化用药应运而生。

它将以上各种因素考虑在内，针对患者个人情况制定治疗方案，采取"疾病诊断-个性化分析-确定用药方案-治疗"的医疗模式，以实现"以人为本""因人而异"的，安全、合理、经济、高效、全面的治疗效果。个性化医疗由于可以有效减少药物副作用和用药失败的情况，缩短用药周期及药品批准时间，减轻疾病对身体的影响，全面减少总体医疗花费，为社会带来巨大的经济效益。

基因差异是关键

遗传多样性是用药个体差异的决定因素，尤其针对同一药物而言，基因差异可以解释 95％的药效和代谢个体差异。这一点催化了药物基因组学和基因导

向的个体化用药的发展。

药物基因组学由药物遗传学发展而来，除了研究基因组或基因变异对个体差异的影响，还涉及与药物反应有关的所有遗传基因组学信息、药物作用靶位（药效发挥）和转运蛋白（药物体内运输）相关的信息。通过基因检测，查找患者基因组是否含有药物反应相关蛋白的突变，研究这些突变对药物吸收、分布、代谢、排泄过程和药物作用靶标的影响，并针对这些信息确定适用于患者的用药种类及剂量，从而实现用药效果和经济效益最大化。目前美国 FDA 已经将近 200 种药物贴上了遗传标签，并批准一系列个体化用药基因检测产品应用于临床。

将药物基因组学与临床衔接的关键步骤就是找与疾病相关且最有临床意义的生物标志物。通过检测生物标志物的基因型，将其与不同药物的不良反应、用药剂量等临床意义联系起来。至 2016 年 12 月，PharmGKB 数据库已收录与疗效和安全性有关的靶点基因或代谢酶基因的药物 189 种，涉及肿瘤、心血管、神经、血液及免疫等 19 个疾病领域。通过基因标志物多态性的总结与丰富，完善药物剂量使用指南，让药物基因组学成果真正服务于临床，指导个性化合理用药。

● 部分国内上市药品基因标志物

治疗领域	药品名称	基因标志物	临床意义
血液（抗凝）	华法林	CYP2C9、VKORC1	CYP2C9、VKORC1 遗传多态性对药代动力学和日均维持剂量药效有影响。已有考虑基因型的剂量公式精确计算，以免心血管出血事件。 剂量调整见 http://www.WarfarinDosing.org
心血管（抗心绞痛、心律失常、降压）	美托洛尔	CYP2D6	CYP2D6 多态性可导致药物代谢作用丧失、下降或增强
神经（抗癫痫）	卡马西平	HLA－B* 1502	HLA－B* 1502 多态性与卡马西平的不良反应率有很强相关性
神经（抗抑郁）	氟西汀	FKBP5、CYP2D6	FKBP5 基因多肽性可能影响重度抑郁症和心理障碍患者对 SSRI 类抗抑郁药反应
免疫（抑制剂）	霉酚酸	IMPDH2	与肾移植患者急性排斥反应风险相关
肿瘤（抗肿瘤）	伊立替康	UG1TA1、SEMA3C、C8orf34	基因突变与伊立替康不良反应，如中性粒细胞减少症、腹泻、乏力的发生风险及严重程度相关

目前个体化用药不断扩展，但其在推广和投入临床上仍存在障碍，包括技术和设备投入不够，公众接受度不高，医患信任缺乏等。这就需要相关政府部门、科研机构及医患双方不断努力，加大科研投入，培育相关人才，提高宣传教育力度，尽可能提高个性化用药的性价比，使个体化用药充分发挥医疗和经济效益，最大限度地惠及广大社会群众。

（马　端）

—— 专家简介 ——

马　端

马端，复旦大学代谢分子医学教育部重点实验室、复旦大学出生缺陷研究中心副主任，教授，博士生导师。目前担任中华医学会医学遗传学分会副主任委员，中国医师协会医学遗传医师分会临床遗传学专业委员会副主任委员，中国遗传学会遗传咨询分会顾问，上海市医学会医学遗传学专科分会主任委员，上海市医学会罕见病专科分会副主任委员，上海市健康科技协会基因健康专业委员会主任委员。主要从事与遗传相关疾病的病因、发病机制、早期防治和遗传咨询等方面的研究及临床转化工作。

十一、罕见病不罕见

罕见病又称孤儿疾病，顾名思义指的是发病率低下、比较罕见的疾病。关爱罕见病的公益组织最早于 1983 年由一个罕见病患者和其家庭发起成立，当年即促成美国国会通过了《孤儿药法案》。《孤儿药法案》通过至今，美国食品和药物管理局(FDA)已经批准了 360 种孤儿药进入临床使用，使许多以往无法医治的罕见病得到了治疗和控制。与此同时，全世界范围内也有多个国际组织推动孤儿药研发，简化中间专利申请过程，加速新药上市。中国国家罕见病注册系统(NRDRS)队列研究项目也尽可能为孤儿药研发的临床试验提供便捷。由此可见，罕见病正日益受到更广泛的重视，但有效的治疗药物有限，致使许多罕见病患者仍然无法得到及时有效的治疗。

罕见病的群体数量并非罕见

根据美国对罕见病的定义(每年患病人数少于 20 万人)，美国国立卫生院(NIH)统计认定目前已有近 7 000 种疾病为罕见病。不同国家对罕见病的认定标准存在一定差异。按欧洲罕见病的定义大约有 6% 的欧洲人口罹患罕见病，约有 30 万罕见病患者。美国则定义罕见病患病人数低于总人口数的 0.75‰，而中国对于罕见病的定义是按照患病率为 1/500 进行统计，从而可见中国罕见病患病的具体人数可达 1 680 万。由此可见，罕见病患者群体并非想象中的那么罕见，换句话说，罕见病危害的不仅仅是少数人。

罕见病的特点

罕见病虽然种类繁多，但也有一些共同特征，具体大致包括以下几个方面：①80% 的罕见病具有遗传性，而单基因遗传疾病占据比例较高。②约 50% 的罕见病发病时间较早，即儿童时期发病。③病情多为慢性进展且病情较严重，常伴有退行性病变，致死性较高。④因病情进展较慢，确诊耗时长，易影响患者及时治疗，多见误诊。⑤在治疗过程中，罕见病患者的生活质量低，常常无法自理。⑥大多数罕见病目前无药可医。

国内罕见病的社会现状

罕见病患者给家庭和社会带来许多负面的影响。①目前在中国,罕见病多为出生缺陷,负责统计出生缺陷的机构是中国妇幼卫生监测网,由于资金、政策和体制的限制,迄今绝大多数罕见病的发病率不明。②我国罕见病检测能力较低,而医院可以开展的出生缺陷检测项目仅不到 30 种,与发达国家的罕见病检测项目相比仍需进一步改进。③虽然近年来在卫计委的推动下,我国的遗传咨询师也开始逐步培养,但与发达国家的临床遗传诊治水平依然相差甚远。④社会公平与保障难以实现:相对于涉及人群更多的心脑血管疾病、恶性肿瘤和严重感染而言,罕见病给家庭和社会所带来的危害更大,罕见病患者及家庭的心理负担和经济负担更重,而由于没有立法的保障,网络、书籍和平面媒体对罕见病人群的关注程度较低,社会保障也相对较弱。

罕见病相关的孤儿药

针对罕见病,孤儿药是指一些专门用于治疗或控制罕见病的特效药物。总体来说,由于药物开发成本巨大,而药物的市场需求太小,除非售价高昂,否则正常情况下药物开发厂家难以收回成本。但近年来,随着时代发展,人类对于健康的要求不断增高,孤儿药市场也开始慢慢展现出巨大的商业潜能。在过去十年中,美国 FDA 孤儿药年申请平均值为 126 例,而在 20 世纪 90 年代年均仅 63 例。据统计,当下孤儿药的市场增速是非罕见病药物的 2 倍。然而,目前孤儿药开发的瓶颈依然存在,由于罕见病患者人群总体数量少,可进行临床试验的患者数量较少,大规模临床试验的缺乏,也在一定程度上减缓了孤儿药研发的速度。另外,针对不同的罕见病患者,相关的孤儿药治疗效果也存在差异,普遍推广难度较大。

总而言之,罕见病只是相对于常见病而言,但实际上罕见病的绝对数量却是十分庞大的。罕见病涉及的人群不仅仅是少数人,产生的社会影响也不容小觑。相信随着对罕见病关注度的增强,我国在罕见病的研究和防治上会取得更多的成果,从而尽快与国际先进水平接轨,并提出具有中国特色的诊断和治疗方案。

(马　端)

十二、出生缺陷筛查的前世今生

出生缺陷是指婴儿出生前，在妈妈肚子里就已经发生的，在形态、结构、功能、代谢、精神、行为等方面发生的异常，主要包括先天畸形、智力障碍、代谢性疾病等。出生缺陷中有些异常是肉眼可见的，而有些异常必须通过某些特殊检查才能确诊。严重的出生缺陷可能导致早期流产、死胎、围产儿死亡、婴幼儿死亡，甚至终身残疾。

● 围产期出生缺陷发生率顺位（1/10 000）

顺位	1996 年	2000 年	2005 年	2010 年	2011 年
1	总唇裂 （14.50）	总唇裂 （14.07）	先天性心脏病 （23.96）	先天性心脏病 （28.82）	先天性心脏病 （40.95）
2	神经管缺陷 （13.60）	多指（趾） （12.45）	多指（趾） （14.66）	多指（趾） （15.91）	多指（趾） （16.73）
3	多指（趾） （9.20）	神经管缺陷 （11.96）	总唇裂 （13.73）	总唇裂 （13.17）	总唇裂 （11.43）
4	脑积水 （6.50）	先天性心脏病 （11.40）	神经管缺陷 （8.84）	神经管缺陷 （6.48）	脑积水 （5.47）
5	先天性心脏病 （6.20）	脑积水 （7.10）	脑积水 （7.52）	脑积水 （6.00）	马蹄内翻 （5.17）
6	肢体短缩 （5.21）	肢体短缩 （5.79）	肢体短缩 （5.76）	马蹄内翻 （5.08）	尿道下裂 （5.03）
7	马蹄内翻 （4.69）	马蹄内翻 （4.97）	尿道下裂 （5.24）	尿道下裂 （4.87）	并指（趾） （4.88）
8	尿道下裂 （3.08）	尿道下裂 （4.07）	马蹄内翻 （5.06）	并指（趾） （4.81）	神经管缺陷 （4.50）
9	并指（趾） （3.08）	并指（趾） （3.95）	并指（趾） （4.94）	肢体短缩 （4.74）	肢体短缩 （4.09）
10	小耳 （2.86）	直肠肛门闭锁或狭窄 （3.43）	小耳 （3.60）	小耳 （3.09）	小耳 （2.79）

　　为降低出生缺陷的发生率，世界卫生组织（WHO）提出了出生缺陷干预"三级预防"策略：一级预防是防止出生缺陷的发生，主要是孕前及孕早期（又称围孕期）通过健康教育，选择最佳生育年龄、遗传咨询、孕前保健、合理营养等；二级预防是减少出生缺陷患儿的出生，主要是通过孕期筛查和产前诊断识别胎儿的严重先天缺陷，早发现，早干预；三级预防是对出生缺陷的治疗和康复，主要是在早期筛查、早期诊断的基础上，及时治疗，避免或减少致残，提高患儿的生活质量。一级预防主要通过健康教育，但现在很多出生缺陷原因不明，很难完全规避风险；三级预防为补救措施，对于大部分不可治愈的出生缺陷，作用微乎其微；二级预防才是预防出生缺陷最有效的关键环节。我国于 2001 年开始实施出生缺陷干预工程，建立以一级干预为主体，二级干预为重点，三级干预为补充的三级防治体系。其中出生缺陷筛查是出生缺陷二级预防的主要措施。

　　出生缺陷筛查是对怀孕的妇女，通过孕期检查时的病史、家族史询问、血清生化指标检查、超声影像学检查，以及细胞学、分子生物学技术，从而筛查出出生缺陷高风险人群。出生缺陷筛查一般采用无创、方便、经济的检查方法。出生缺陷筛查是预防出生缺陷的重要手段之一，能够在怀孕期间对胎儿可能发生的先天性缺陷做出风险率预测，再结合产前诊断，可以最大限度防止先天缺陷儿的出生。需要注意的是筛查并不是确诊性的，筛查以百分比来表示患病的风险率，并根据结果分为高危和低危。高危只能说明有可能患病，低危也不能完全排除患病的可能性。对高危人群应进一步进行产前诊断，以达到对出生缺陷进行最终诊断的目的。比较常见的新生儿出生缺陷，如先天性心脏病、唇腭裂、胎儿神经管畸形、唐氏综合征等是可以筛查出的。而且由于常见出生缺陷都是可防可治的疾病，根据国内外专家共识，不是有病才去做检查，最好每一位新生儿都能够进行出生缺陷筛查。但是需要强调的是，出生缺陷本身涵盖几千种疾病，尽管医学科技发达，目前还不具备将所有出生缺陷均筛查出的能力，但是无论如何，出生缺陷筛查仍是确保生下健康宝宝的最佳选择。

（孙树汉）

—— 专家简介 ——

孙树汉

　　孙树汉，教授，博士生导师，海军军医大学遗传研究所所长、遗传学国家重点学科主任、全军医学分子遗传学重点实验室主任。主要研究领域为临床遗传学。

十三、出生缺陷需要精准控制

目前的理论数据显示，全国的出生缺陷占 5.6％，其中罕见病患者约为 1 680 万，表明出生缺陷的个体化差异较大，罕见病亦不罕见。出生缺陷带来的社会压力、家庭困扰和个人的不幸已经迫使我们不得不认真对待。

出生缺陷涉及的疾病种类繁多，与遗传相关的出生缺陷包括染色体疾病、孟德尔遗传病、线粒体病、多基因病和表观遗传病。而导致出生缺陷的因素众多，主要包括遗传因素、环境因素、化学因素、物理因素、药物因素等。那么如何有效控制出生缺陷，降低出生缺陷率呢？

我们认为，出生缺陷的有效控制关键在于因人而异，个体的遗传背景不同并且受到的外部环境影响也不同，造成的具体缺陷亦不同。精准医学伴随着基因检测技术的进步而进入人们的视野，并且已经成为出生缺陷的有效防治手段。可是现阶段的精准医学只能在部分的疾病防治上发挥作用，主要针对那些致病因素明确的疾病，或者部分代谢与靶点明晰的药物个性化选择，以及易感基因明确的多基因疾病的预警。相较于种类繁多的出生缺陷疾病，目前能够做到的精准防治还仅仅是冰山的一角，需要我们投入更多的精力进行完善。

为了扩大出生缺陷的精准防治范围，有效降低出生缺陷给社会、家庭和个人的伤害，我们可以采取的有效措施包括以下四个方面：①科学系统地统计每种出生缺陷的患病率和发病率，为后续的防治紧迫性提供依据；②尽快建立和完善中国出生缺陷致病基因突变谱，为后续的精准诊断奠定基础；③加大出生缺陷治疗药物的研发力度，提高药物批复的效率，为临床医生提供战胜疾病的精准武器；④打破医院、科研院所和第三方医学机构各自为政、互不通融的现状，加强彼此间的合作。

此外，精准医学的发展亦离不开众多职业和专业的支持：①遗传咨询师的需求。在将临床分子遗传学、基因技术等应用到临床诊断和防治时，掌握丰富的疾病专业知识和遗传学、医学遗传学、基因组学、基因检测、生物信息学的遗传咨询师可以灵活地将这些知识运用到临床实践中，科学有效地进行数据解读，提高与患者沟通的效率，推动精准医学的发展。②生物信息学人才的需求。海量的基因检测数据，需要生物信息学专家进行筛选，从中获取对健康或者疾病最有价值的信息。③人工智能的辅助。人工智能作为计算机科学的分支，目前已经显示出在计算机、记忆、分析、判断等方面超出常人的能力。按照现有的研发速度，人工智能极有可能在新药研发、辅助治疗、健康管理、康复医疗、便携设备和医院管理方面展现出卓越的技能，进一步推进医学的发展，提高疾病的防治效率。

（马　端）

十四、论基因筛查的必要性

基因筛查是将基因和基因组的研究成果转化为促进群体健康的重要手段。随着测序技术突飞猛进的发展，基因测序变得更加快捷，获得的数据变得更加精确，基因筛查也随之受到广泛推动发展。然而，基因筛查的科学性规范性要求在开展一个新的基因筛查之前，在做出科学判断的基础上，还需要公众的理解，让公众心理上接受筛查并且不会被筛查本身影响心理，甚至影响就医等。由于目前科学发展和人们受教育水平的局限性，以及科普手段的相对匮乏，导致基因筛查只在一些特定条件下及特定人群中才被使用。基因筛查科普任务任重道远。科学规范地使用基因筛查，能为人类健康提供有力的预防、治疗依据。

基因筛查针对的疾病

基因筛查的对象是受检者的基因，那么是否所有基因突变导致的疾病都有必要做基因筛查？答案是否定的。基因病是由于基因突变或染色体异常所致的疾病，如癌症就是基因突变累积的结果。遗传性疾病是指能从父母遗传给子女的疾病。不是所有的基因病都能遗传给子女，若突变的基因并不存在于生殖细胞而传递给后代，这种基因突变导致的疾病就不是遗传病。在遗传性疾病中，约有 1 000 多种单基因遗传病（如遗传性耳聋、血友病等），它们一般符合孟德尔遗传，基因异常是发病的根本原因。针对这样的疾病做基因筛查，分析起来比较直接，得出的结论比较明确，作为遗传咨询、治疗预防的依据说服力也相当充分。随着研究的深入，科学家发现遗传性疾病中还有众多的遗传机制复杂的多基因疾病，如先天性心脏病、智障、原发性高血压等。针对这样的疾病的基因筛查，不仅需要进行基因的变异分析，还需要做进一步的生活习惯、生存环境等综合分析。

基因筛查的时机

目前基因筛查分为三类：孕前筛查、产前筛查和新生儿筛查。在临床上这三种筛查已经被应用，发挥的作用和产生的影响也在不断发展和更新。目前成人疾病的筛查存在争议，筛查预测的价值不能完全明确，筛查结果也并不能给予有效的预防和治疗建议。随着科学的发展，全面的基因筛查将会更具体更科学地服务人类。

基因筛查的价值

基因筛查是为有潜在患病的风险者提供个体化的检测，并根据检测的结果为受检者提供疾病预防、早期治疗或生育建议。目前基因筛查的价值主要体现在两个方面：预测价值、预防或治疗建议。并非所有的基因筛查都同时具备这两方面价值。针对产前咨询诊断，基因筛查主要提供的是预测价值，根据夫妻双方及胎儿基因检测结果，评估胎儿是否患有某种遗传病或者患病概率等，提供有效的妊娠建议。有些复杂疾病的基因筛查，能给出的多是预防或者治疗建议，有针对性地用药治疗疾病或者缓解症状，提高患者生命质量。就当前基因筛查的发展现状来看，基因筛查的市场应用需要更多的规范，基因筛查的应用随着科技的发展将会更加利民。

（马　端）

十五、小叶酸，大篇章

叶酸又称蝶酰谷氨酸，是一种由蝶啶、对氨基苯甲酸和谷氨酸残基组成的水溶性 B 族维生素，是机体细胞生长和繁殖所必需的一类重要的营养物质。叶酸在体内参与多种重要的生理过程，作为生化反应中一碳单位的总供体，起着一碳单位传递体的作用，包括嘌呤和胸腺嘧啶的合成，进而合成 DNA 和 RNA；参与氨基酸代谢；参与血红蛋白及甲基化合物如肾上腺素、胆碱、肌酸等的合成。叶酸代谢过程同时负责体内代谢物同型半胱氨酸的清除。

人体自身不能合成叶酸，必须从膳食摄入，叶酸盐是叶酸在食物中的天然形式，存在于绿叶蔬菜、水果、麦片、谷类、坚果和肉类中。食物叶酸摄入不足极易造成叶酸缺乏。已有的大量动物实验和流行病学研究提示，叶酸缺乏与结直肠癌、胰腺癌、食管癌、宫颈癌等多种恶性肿瘤，动脉粥样硬化等心血管疾病，以及阿尔茨海默病等相关。足见小小叶酸的重要性。

叶酸在人类健康发展史上最引人瞩目的莫过于在出生缺陷中的巨大作用。出生缺陷是在母体内就已经发生的胎儿形态结构、生理功能或代谢的异常，是全球包括我国重要的健康问题之一，其中，神经管畸形、先天性心脏病均是发病率居前的重大出生缺陷。孕妇缺乏叶酸可以导致胎儿出生时出现低体重、唇腭裂、心脏缺血等，若在孕前 3 个月内缺乏叶酸可能导致胎儿神经管发育缺陷，即发生神经管畸形。

20 世纪 90 年代以来，全球很多国家和地区致力于育龄妇女增敏叶酸措施的推广。在美国，食品添加叶酸策略的推行已经使无脑畸形和脊柱裂发生率分别下降 20％和 34％；智利的检测结果显示，通过面粉添加叶酸，胎儿神经管畸形发生率从之前的 17.1/万降至 8.6/万。在我国神经管畸形高发地区山西吕梁，孕早期补服叶酸(0.4 毫克/日)使神经管畸形从 1997 年的 10.2‰显著降至 2008 年的 2‰。孕期补服叶酸同样可以使先天性心脏病这一发病率居首位的出生缺陷的发生率降低接近一半。

然而，驱动这一重大策略的依据主要来自于分子流行病学，而对于叶酸发挥作用的分子机制，长期以来始终悬而未决。更重要的，我们看到，在叶酸补服策略下，尚有 30％～50％的人群对叶酸不应答或不敏感，有待针对这部分人群发展新的防治策略。而深入了解叶酸发挥出生缺陷防治作用的具体机制，将可能为研发新策略提供有价值的切入点。

小小叶酸蕴藏着无限奥妙，关乎我国乃至全球人口素质这一大篇章。我们关于叶酸代谢通路关键酶变异的系列新发现，为甄别叶酸不应答或不敏感人群提供了候选基因，也推进了对叶酸不应答机制的理解。更重要的是，这些工作为基因突变引发的代谢物失衡导致出生缺陷提供了强有力的证据，为遗传突变和代谢失衡的相互作用提供了研究范例，开启了出生缺陷研究的新思路和切入点，有望对基于机理研究的补服叶酸预防措施提供遗传指导。

（王红艳）

—— 专家简介 ——

王红艳

王红艳，复旦大学附属妇产科医院教授、生殖与发育研究院院长。国家杰出青年科学基金获得者，"长江学者奖励计划"特聘教授，国家重大科学研究计划首席科学家，主要从事出生缺陷遗传学研究。

十六、食品安全与肿瘤

民以食为天，食以安为先，一日三餐是关系到国计民生的大事。俗话说：病从口入，吃到嘴里的东西的安全性经常与肿瘤等疾病联系到一起，事关生命安危，因此也被持续关注。那么到底什么是食品安全呢？食品安全是指食品无毒、无害，符合应当有的营养要求，对人体健康不造成任何急性、亚急性或者慢性危害。近年来，我国食品安全的风险隐患依然严峻，从"苏丹红"到"吊白块"，再到"毒青菜""三聚氰胺"，给人们的生命健康带来了严重的影响。

这些年，各种肿瘤的发病率逐年升高，除了遗传因素之外，与环境因素密切相关，其中最重要的环境问题就是饮食的不健康。大量医学研究证明，至少有三分之一的肿瘤与饮食有关。说到肿瘤，就要先说说什么能够导致肿瘤的发生。导致肿瘤发生的因素主要分为三类：物理因素、化学因素和生物因素。物理因素包括灼热、机械性刺激、创伤、紫外线、X射线、放射性核素、氡及日光中的紫外线等；化学因素包括砷化物、亚硝酸等无机化合物以及苯、烯环烃、黄曲霉毒素等有机化合物；生物因素包括生物合成产物以及病毒等。

目前，世界上公认的三大强致癌物质是：亚硝胺、多环芳烃、真菌毒素。食物本身并不含或很少含有这三种致癌物质，但食物在种植、加工、运输和贮存过程中，往往容易受到污染，导致这些致癌物质含量超过安全标准。正常的食品添加剂中很少有致癌物质，但是由于食品添加剂是化学有机物，化学物质中有很多性质相近和效果相同的物质，而使用正常食品添加剂的成本要比用某些化学替代品高许多。许多不法商家为了追求利益最大化，不顾法律与道德底线，大量使用非食品添加剂，致使这些食品食用后增加致癌风险。

日常饮食习惯与肿瘤的关系也非常密切。在饮食喜好方面，对肉类、熏烤类、高糖类食物的偏好，会提高患肿瘤的风险。在食物选择方面，发霉或者长出真菌的食物都不能吃，烂掉的水果也不能吃，因为各种微生物尤其是真菌大量繁殖并产生有害物质，具有致癌作用。死亡、腐败的动物中，腐败细菌的迅速繁殖会把蛋白质、氨基酸等分解，产生具有致癌作用的有害物质。在食物烹制方面，熏烤食品在高温加工时，燃料的不完全燃烧产物中含有3,4-苯并芘，具有强烈的致癌作用；硝制食品加工时添加的石硝、硝酸盐和亚硝酸盐能在体内与二级胺结合而形成亚硝酸，这是强烈的致癌物质。此外，长期食用过热、过干、过硬食物，吞咽过快也容易导致食管肿瘤。

食品安全与肿瘤有着千丝万缕的关系，但是也不要"谈虎色变、因噎废食"，因为吃了不好的食物会导致肿瘤，而吃对了食物则能起到预防肿瘤的功效。例如富含蛋白质、锌、维生素 C 和 E 等的食物都有助于巩固我们的免疫系统，降低肿瘤发生的风险。美国癌症研究学会指出，防癌最简单的方法是多吃果蔬，可减少患癌概率，并建议民众每日至少吃 5 份果蔬(425 克)、减少动物性脂肪摄入。对于食品安全的问题，需要执法部门加强监管，加大处罚力度，同时完善管理制度，不给不法分子有机可乘，从而保证普通百姓餐桌的安全。

（孙树汉）

十七、转基因食品面面观

　　转基因食品，顾名思义，就是通过基因工程的技术手段，实现将一段基因转入另一物种表达，从而有目的地改变该物种的遗传性状，使其在形状、营养品质、消费品质等方面适应人们的需求。在农业生产中，传统的育种方法是通过培育自然突变或诱导突变而产生的优良品种，或者通过杂交技术使多种优良性状在同一物种上得以表达。而转基因技术则是将各种优良基因如抗虫、抗病等基因，直接转入到农作物体内，从而达到降低生产成本，防治病虫害，延长食品贮藏和保鲜等目的，与传统方法相比，转基因食品的目的性更强，在降低生产成本，防治病虫害，延长食品贮藏和保鲜，解决粮食短缺以及改善生态环境等方面具有传统食品不可能兼具的优势，同时其生产效率也大大得到提高。

　　现如今转基因技术已广泛应用于大豆、油菜、玉米、棉花、烟草、西红柿等作物，随着越来越多的转基因食品的商品化销售，有关转基因食品安全性的问题的争论也从未停止过。

　　目前，对于转基因食品的安全性质疑主要在以下几个方面。

　　第一，对抗生素的抵抗作用。为了方便生产过程中的筛选，抗生素抗性基因是目前转基因食品中常用的标记基因，因此有科学家担忧抗生素标记基因会影响到肠道微生物菌群，从而降低抗生素在临床治疗中的有效性。而对此质疑持反对意见的学者们认为，在进入肠道之前 DNA、蛋白质等大分子已被打断为小分子，即使有少量小的 DNA 片段进入肠道，与肠道细菌发生交换的可能性也极小。因为如果这样的话，我们已经吃了成百上千年的所谓天然植物基因也有进入肠道细菌的可能，而本身天然植物就极有可能带有各种细菌进入我们体内。

　　第二，过敏反应问题。美国先锋种子公司的科学家将巴西坚果中表达甲硫氨酸和半胱氨酸的基因转入大豆中，在试验阶段发现，对巴西坚果过敏的人也对这种转基因大豆过敏。可是这一现象并非是由转基因技术本身导致的，自然条件下存在许多过敏原，而一旦这些过敏原基因被转移入其他物种，由此产生的转基因食品也就带有此种过敏原。这就要求我们在生产包装时注明外源基因来源种，这样就可以让那些本身对巴西坚果过敏的人群避免使用这种基因改造过的大豆。不过，巴西干果事件本身就是在试验过程中发生的，并未正式进入市场，这也正说明了转基因产品在上市前的安全检测还是非常有必要的。

第三，毒性问题。转基因食品中导入的基因可能会打破生物原有基因的作用机制，可能会产生一种新的毒素，还有可能产生病毒重组等问题。1988 年，苏格兰 Rowlett 研究院的 Pitsaw 博士报道了其研究团队培育出的带凝集素基因的改良马铃薯，但是这种马铃薯能够破坏老鼠的肝脏和免疫系统，引起大鼠器官生长异常、体重减轻、免疫系统遭到破坏。然而关于转基因食品的毒性问题，目前并未有人体的研究报道。

第四，生态污染问题。转基因作物进入自然界后可能会对自然界及生态系统造成一定危害。例如转基因作物的基因会随花粉扩散到其他植物生长区域，这种不受控制的基因漂流会破坏自然状态下的生态平衡。有研究报道，加拿大在第一次大面积种植转基因油菜后，在其农田里便发现了含多种抗除草剂特性的杂草化油菜植株。另有研究报道，科学家已经发现一些常见的昆虫如长期生活在含抗虫毒素的转基因作物的环境中，会对农药产生部分抗性，因此就需要喷洒更多的农药，从而对生态环境造成更大的危害。而反对该项质疑的学者则指出，转基因作物一般会划出专门区域种植，就是为了减少所谓的"基因污染"，且目前科学研究也提出可在生产过程中，将目的基因转入作物的叶绿体 DNA，从而避免由于花粉传播而造成的基因漂流问题。

目前，关于转基因食品的安全问题还没有定论，各国对转基因食品仍持谨慎态度，但转基因食品无疑给人类带来了巨大的好处，在降低生产成本，防治病虫害，延长食品贮藏和保鲜，解决粮食短缺以及改善生态环境等方面有着无可比拟的优势。因此，社会大众对转基因食品的重要性和安全性认识，以及政府对转基因食品完备的监管体系至关重要。我们坚信，随着时间推移，人们对转基因食品的认识和运用也将更加科学和全面。

（盛　伟）

—— 专家简介 ——

盛　伟

盛伟，博士，现任职于复旦大学附属儿科医院儿科研究所，上海市出生缺陷防治重点实验室副研究员。主要从事出生缺陷疾病的分子遗传和表观遗传研究工作，积极开展先天性心脏病的分子机制及致病因素研究。

十八、基因检测与遗传咨询，狙击出生缺陷的一把利剑

出生缺陷也叫作先天缺陷，是指孩子出生前，在妈妈肚子里就已经发生的形态结构、功能代谢、精神、行为等方面的异常。出生缺陷的表现形态包括先天畸形（无脑儿、先天性心脏病、兔唇、多指等）、染色体异常（13、18、21 三体综合征等）、遗传代谢性疾病（苯丙酮尿症、半乳糖血症、白化病等）、功能异常（盲、聋、哑等）。

导致出生缺陷发生的因素非常多，也很复杂，大约有 50％的出生缺陷不能归因于某单一原因。出生缺陷发生的原因主要有三个方面：遗传因素（包括染色体疾病，单基因病，多基因病）；环境因素（包括先天感染，母系疾病，药物因素和其他理化因素）；以及遗传与环境共同作用等其他不明原因。

我国是出生缺陷高发国之一，每 30 秒就有一个有缺陷新生儿诞生，出生缺陷发生率 4％～6％。每年近 80 万～120 万的缺陷患儿出生，其中超过 80％为遗传代谢性疾病，而能够幸存下来的缺陷儿绝大多数将伴随终身残疾，直接影响家庭幸福和国民素质提升。而在发达国家，对高危人群的若干严重隐性遗传疾病的孕前遗传筛查和遗传咨询已经显著地降低了这些疾病的发病率。

面对出生缺陷这一严重的医学和社会问题，我们国家已经制定并实施了出生缺陷预防的三级预防措施：

一级预防：防止出生缺陷的发生。包括婚前检查、遗传咨询、选择最佳的生育年龄、孕期保健（包括合理营养、预防感染、谨慎用药、戒烟、戒酒、避免接触放射线和有毒有害物质、避免接触高温环境等）。通过优生科普教育和采取技术手段干预（包括增补叶酸、外周血乳酸体检测、TORCH 检测、预防接种等）。

二级预防：减少出生缺陷儿的出生。主要在孕期内通过开展产前筛查及高风险人群羊水染色体检测、物理诊断等技术手段，早发现、早诊断和早采取措施。

三级预防：对已出生的缺陷婴儿进行有针对性的治疗。

但是大部分的遗传缺陷很难通过常规的产前筛查监测被发现，而且很多发生率较高的遗传因素相关的出生缺陷都是进行第三级预防（即对症治疗），如先天性甲状腺功能低下、苯丙酮尿症、先天性听力障碍等疾病。对于遗传出生缺陷

　　高风险家族,也缺乏进行孕前检测与遗传咨询的预防意识。

　　随着高通量测序技术不断成熟,使得解决出生缺陷问题成为可能。目前,临床较为成熟的基因检测有三类:①对遗传性出生缺陷的精准预测与诊断;②对肿瘤的早期预测、诊断及治疗指导;③基因检测指导下的临床精准用药。

　　相比较传统的出生缺陷筛查,将基因检测应用到对遗传相关的出生缺陷的筛查明显存在更大的优势。基因检测与遗传咨询能更早地预防遗传缺陷的发生;也能推测遗传缺陷发生风险的概率;还能更准确地对遗传缺陷进行诊断。

　　孕前/产前的基因检测与遗传咨询是在一级预防阶段及二级预防阶段降低出生缺陷率的检测手段。孕前的基因检测与遗传咨询只需夫妻双方在怀孕前采集外周血进行检测,有先证者的家庭同时需先证者的样本。产前的基因检测与遗传咨询,如进行无创基因筛查,也同样只需要孕妇及丈夫的外周血进行检测;很多遗传病尚不能进行无创筛查的,需采集孕妇的羊水进行产前基因检测。

(秦胜营)

── 专家简介 ──

秦胜营

　　秦胜营,博士生导师,上海交通大学 Bio-X 研究院个体化医学研究中心主任。中国药理学会药物基因组学专业委员会秘书长、常务委员。长期从事药物基因组学与个体化医学、疾病基因组学方面的研究工作。

十九、聊一聊转化医学

转化医学是近十几年来国际生物医学领域提出的新概念，具体就是指从"实验室到病床"，再从"病床到实验室"的双向转化研究。这种双向转化研究是建立在新兴的分子生物学、人类基因组学等生命科学基础上的，同时融合了系统性科学理论与先进技术，从而使基础科研得以快速向临床以及工业化生产方向实施。反之，也根据临床应用中的实际需求再进一步开展基础研究，通过系统科学实现快速双向转化。这种双向转化研究在基础研究与临床应用之间架起了一座桥梁，迅速拉近了二者的距离，这不仅是转化医学的意义所在，而且也是转化医学得以产生的原动力。

转化医学的产生，得益于人们开始认识到必须加强基础与临床的结合，以产学研一体的模式推进临床研究及时向产业转化才能更好地服务于患者。今天，当基础研究和临床应用之间的鸿沟及临床需求与产业转化和应用技术开发脱节的现状成为阻碍生物医学发展的壁垒的时候，转化医学的提出有助于通过强化这一概念将转化医学从个体的实践，变成一个系统化的、科学的医学发展模式。基于理论指导的临床实践不仅催生了现代医学，而且也一直是推动医学发展的动力。源于实践的新药研发及疾病诊疗新技术使医学在应用科学中大放异彩，也使人类在战胜疾病的征程中不断前行。毫无疑问，转化医学模式将对传统的医学管理体制和管理理念、医学教育、医学研究和医疗服务提出挑战，同时，也为医学的持续发展带来难得的机遇和紧迫的任务。

转化医学的任务，就是在基础研究、临床运用、医药开发之间建立一条快速通道，根据临床和工业上的实际需求，有针对性地开展基础研究。转化医学研究倡导以患者为中心，从临床工作中发现问题、提出问题；由基础研究人员进行深入研究，分析问题；然后再将基础科研成果快速转向临床应用，解决问题。转化医学的内容可归纳为：将基础研究应用于临床、科研和教学；将科学研究应用于管理；将临床、教学和管理中遇到的新问题又回到基础研究；将科学研究成果转化为产品，如仪器、设备、药品等；新科学技术和新仪器设备的推广和应用；让科学研究成果产生更大的社会效益和经济效益。

总而言之，转化医学是一种融合了多个领域多个学科的知识、经验和研究成果的综合医学发展模式，它并非传统意义上的一门学科。这种发展模式的价值在于打破了原来基础研究、临床应用、医药开发各自为政和学科单一的瓶颈，实现了各学科间共同攻关、共享资源、共得殊荣。这种有效的合作不仅需要打破原来的传统观念，更需要政府在体制和制度上给予充分支持。我国"十二五"规划所制定的对于转化医学的扶持，从政策上体现了国家对发展转化医学研究的重视。到目前为止，转化医学已赢得世界的广泛关注和重视。而且越来越多的人认识到转化医学模式已成为医学发展的必然趋势，只有转化了的医学科研成果才能发挥作用。因此，无论是个人、集体、企业或是政府，都应迎着这股发展的春风，贡献出自己的力量，将转化医学提上一个新的高度。

（马　端）

二十、罕见病防治之我见

顾名思义，罕见病是指那些发病率极低的疾病。罕见病又称"孤儿病"。不同国家对罕见病的定义是不同的。美国定义为发病人口比例＜1/5 000 的疾病；欧洲定义为发病人口比例＜5/10 000 的疾病；而中国定义为患病率＜1/500 000，或新生儿发病率＜1/10 000 的疾病。按照患病率 1/500 000 统计，中国罕见病患病人数达到 1 680 万以上，由此可见，单从罕见病患者数量上看，罕见病涉及的人口已达到较大的数量群，罕见病绝不罕见！

研究中存在的问题

目前，中国罕见病的研究存在以下问题。

（1）发病率不明确：由于中国未开展罕见病全国流行病学调查，因此各种罕见病的发病率均不确切。

（2）病因未知：罕见病可以粗略地分为遗传性罕见病和非遗传性罕见病。部分单基因遗传性罕见病的病因是明确的，但大多数多基因遗传性罕见病的病因未明。许多非遗传性罕见病是由后天环境改变所致，真正的发病原因也不清楚。

（3）发病机制不清楚：即使已知病因的罕见病，对其发病机制仍然不清楚，使得防治的难度很大。对于病因未知的罕见病，对其发病机制的了解更是无从谈起。

（4）诊断方法欠缺：美国对遗传性罕见病的检测已超过 1 000 种，而中国在临床上已经应用的罕见病诊断项目仅有 20 种左右。凡是已经明确病因的罕见病，特别是单基因遗传性罕见病，都可以用目前的诊断技术进行筛查或诊断。问题是中国对疾病诊断方法进入临床使用的控制甚严，需要通过繁复的申报程序才能得到许可，极大地滞后了对罕见病的诊断时间。

（5）治疗方法极少：罕见病种类繁多，发病率不一，只有很少的罕见病有治疗药物。迄今美国 FDA 共批准了 360 余种罕见病治疗药物，欧洲批准了 60 余种，其他国家批准的药物很少。罕见病治疗药物的数量并不对等于可以治疗的罕见病数量，并且存在多种药物用于治疗同一种罕见病的情况。中国目前尚没有一种针对罕见病治疗的研发药物上市。对于那些在海外上市的罕见病治疗药物，由于政策和价格因素，也极少能够进入中国临床使用。

（6）预防效率低下：罕见病与出生缺陷病一样，都应实施三级预防。一级预防针对孕前，二级预防针对孕期，三级预防针对新生儿。预防成效与诊断水平、遗传咨询水平和干预水平密切相关。由于中国在这三级预防水平都不高，所以罕见病的预防效率不尽如人意。

努力提高防治水平

由于目前对罕见病的病因、发病机制了解甚少，诊断治疗的方法也极少，所以提高罕见病的防治水平就显得尤为重要。针对以上问题，可从以下几个方面展开协作研究。

（1）开展全国或区域性罕见病流行病学调查：最佳的方法是，在人口普查时加上疾病信息的项目，会使许多疾病的发病率得以显现。此外，还可进行专项罕见病调查。

（2）加强病因学和发病机制研究：中国是人口大国，罕见病的绝对病例数较多，病例资源的共享、人力和物力多中心协作，可以在一定程度上弥补整体研究起步较晚和研究水平较低的不足。

（3）提高诊断水平：由于发病率低，许多临床医生并不熟悉罕见病的症状和体征，使得早期诊断尤其困难。政府主管部门可考虑在不同地域建立罕见病诊断中心，有条件的医院可建立遗传学科或罕见病学科，由专职医生或遗传咨询师对罕见病患者实施检查；此外，国家应考虑降低诊断技术进入临床的门槛，使基因检测和分子检测尽快为罕见病的诊断服务。

（4）积极研制新的治疗药物：借鉴发达国家的成熟经验，在法规上保证孤儿药研发企业能够享受到有充分回报率的优惠政策。

（5）完善罕见病三级预防体系：中国出生缺陷（包括罕见病）的一级预防由人口与计划生育委员会负责，二级和三级预防由卫生部门主管负责，虽然分工职责明确，但三级预防的连续性有所脱节，如何使三级预防能够顺利衔接，是政府部门应该考虑的另外一个重要问题。

（马　端）

二十一、基因检测与肿瘤的个体化治疗

基因检测是指运用各种检测手段，对人体内的遗传物质信息（即 DNA）进行检测和分析，从而做出疾病诊断或患病风险预测的技术。目前，基因检测已经被广泛应用于遗传性疾病的筛查、产前诊断、肿瘤的诊断和治疗等领域。近年来，全球癌症发病率和死亡率居高不下，癌症已成为全民关注的"首要公敌"。因此，随着基因检测技术迅猛发展，其在肿瘤领域中的应用也受到越来越多的重视。

随着 2015 年时任美国总统奥巴马在国情咨文中提出"精准医疗计划"，对肿瘤和特定肿瘤患者进行个体化治疗成为肿瘤临床治疗的趋势。肿瘤个体化治疗是指充分考虑每个患者的个体异质性和肿瘤的多样性，对疾病进行精确分类及诊断，制定个体化的治疗方案，确保每个患者以最小的毒性代价，获得最大效益。而通过基因检测筛查肿瘤驱动基因、分析药物反应相关基因及其表达产物的分子检测成为制定肿瘤个体化治疗方案的前提。

目前，基因检测在肿瘤的个体化治疗中的应用主要体现在以下几个方面。

有助于癌症发病风险的评估

癌症是各种理化因素引起的基因变异不断积累，从而导致细胞恶性增殖的过程。随着科学技术的发展，人类对疾病的认识逐步深入，许多肿瘤发生的基因水平的改变得以明确。人体内一些基因型的存在，会增加患某种癌症风险，这种基因型被称为肿瘤易感基因。而通过基因检测，可以明确个体的基因缺陷，推测患有该种癌症的概率。对肿瘤易感基因携带者，提前做有针对性的肿瘤筛查或预防性的治疗干预，做到早预防、早发现、早治疗，从而最大限度地避免肿瘤的发生。最具影响力的例子，就是美国著名女演员安吉丽娜·朱莉通过基因检测证实，她从母亲那里遗传了突变的乳腺癌易感基因 *BRCA1*，因此获得较高的患卵巢癌和乳腺癌的风险。于是她分别在 2013 年和 2015 年做了预防性双侧乳腺切除和卵巢切除，从而降低患乳腺癌和卵巢癌的风险。

有助于指导肿瘤靶向药物的选择

肿瘤靶向治疗是指针对肿瘤发生发展中涉及的细胞信号转导分子为靶点，

通过药物特异性阻断或干扰其功能从而抑制肿瘤侵袭或转移的治疗手段。靶向药物与传统化疗药物相比，它能特异性识别并杀灭肿瘤细胞，具有毒副作用小、效果显著的特点。但是，不是所有肿瘤患者都能从靶向药物治疗中获益。由于靶向药物的疗效与基因突变状态密切相关，在使用靶向药物前需通过基因检测筛选有效的靶向药物"对因下药"，避免过度用药，提升治疗效率。而基因检测可决定个体化靶向治疗的成败。例如，非小细胞肺癌（NSCLC）的表皮生长因子受体（EGFR）和间变性淋巴瘤激酶（ALK）融合突变可分别提示对 EGFR 靶向药物（易瑞沙、特罗凯、阿伐替尼）、ALK 抑制剂（克唑替尼）有效，而乳腺癌 *Her2* 基因扩增或过表达，提示患者可从曲妥珠单抗和帕托珠单抗治疗中获益。反之，靶向治疗效果甚微。

有助于指导化疗用药的选择

基因检测可以从化疗药物不良反应、药物毒性、药理等多角度进行分析，综合指导患者临床用药，优化化疗方案的选择。不同患者个体之间的肿瘤反应性及药物毒性有所不同，这与药物反应相关基因、药物代谢相关的酶、药物靶点等基因组异常有关，识别这些与治疗反应和预后有关的基因变异，有助于癌症患者治疗的进一步个体化。例如，近来的研究显示，在乳腺癌中，*BRCA1* 基因（乳腺癌易感基因）的功能与化疗药物敏感性密切相关。*BRCA1* 基因与修复蒽环类化疗药物引起的 DNA 双链损伤相关，因此，*BRCA1* 基因发生突变的乳腺癌及转移性乳腺癌对含蒽环类药物的化疗方案敏感，对于 *BRCA1* 基因突变的乳腺癌和卵巢癌患者采用含蒽环类药物的化疗方案能够获益。

目前，个体化治疗在肿瘤治疗中的地位日益突出，基因诊断可以最大限度地满足肿瘤个体化治疗的要求，指导个体化治疗方案的制定，从而以最小的毒性代价，获得最大效益。

（余明华）

—— 专家简介 ——

余明华

余明华，复旦大学附属浦东医院肿瘤内科副主任医师，副教授，硕士生导师。曾任湖北省抗癌协会青年委员会委员，湖北医药大学肿瘤研究所所长。长期从事乳腺癌、肺癌、消化道肿瘤等常见肿瘤的诊断和治疗。

二十二、新一代测序带来的那些变革

人类全基因组测序工作的完成，为人类的遗传学和基因组学研究开辟了新纪元。2001年，人类基因组计划首次完成人类基因组测序的成本是30亿美元。六年之后，其成本就迅速降低到100万美元，到了2013年人们只需要2 500美元就可以完成一次基因组测序。目前，这项技术的成本已经被降低到1 000美元以下。随着时间的推移，将来基因测序可能更加普遍地融入我们的生活，可能会像互联网购物一样简单，即使是普通老百姓也可以利用测序技术来满足日常生活需求。随着测序技术的发展，测序成本的不断降低，基因组测序也给社会带来了巨大的变革。

无创产前诊断

《中国出生缺陷防治报告(2012)》的统计数据显示，我国是出生缺陷发生率较高的国家之一。我国每年大概有2 000万的新生儿，其中发生出生缺陷的患儿约有120万，其发生率占5.6%。出生缺陷每年给国家造成难以估量的经济损失，给社会造成了严重的经济负担。在发生出生缺陷的患儿中，约三分之一的缺陷儿是无法治愈的，终身残疾不仅给患者带来难以言状的痛苦，也给患者的家庭带来难以承受的精神压力和经济重负。因此，胎儿的产前诊断显得无比的重要。新一代测序技术带来的变革首先体现在无创DNA产前检测技术上。无创DNA产前检测技术为我国出生缺陷儿的产前检测，特别是染色体病筛查做出极大贡献。

针对部分高风险的孕妇(尤其是年龄大于35岁)，其检查的唐筛结果确定为高风险，或者单个指标的值发生变化，或者孕期B超显示胎儿NT值增高，或其他解剖结构异常，则需要进一步的产前诊断来排除各种出生缺陷疾病的可能性。传统的产前诊断需要有创操作，对孕期12～14周的孕妇进行绒毛膜穿刺，或者孕期16～21周的孕妇进行羊膜穿刺，并且穿刺前还需要大量的时间和精力进行各种各样的检查，同时穿刺手术还伴有0.3%～2%的流产率。

而无创DNA产前诊断则是通过新一代测序技术检测母亲血浆中胎儿游离DNA数量信息，为唐氏综合征(21三体综合征)、爱德华兹综合征(18三体综合征)、帕塔综合征(13三体综合征)等疾病的诊断提供更加准确有效的诊断参考。无创产前诊断只需要取准妈妈外周血即可，无感染风险，更无流产风险，避免了传统侵入性产前检测(如羊膜穿刺，绒毛膜取样，脐带血取样等)给孕妇和婴儿带来的潜在风险。无创产前诊断将检测时间前移至 8 周，并且在 8 周到宝宝出生前均可检测。

疾病的诊断与防治

肿瘤与基因组的突变积累有关。通过新一代的测序技术，对肿瘤的基因组序列和结构进行分析，了解癌症发生的机制、为癌症临床的诊断和治疗提供新的视野。对肿瘤患者采用全基因组测序技术检测，了解其基因序列和肿瘤相关基因的差异，根据不同个体的特异性，选择最为理想的治疗时机、方式和治疗药物，制定个体化方案，延长生存时间，同时提高生活质量。比如，美国好莱坞电影女明星安吉丽娜·朱莉通过基因测序发现自己遗传了母亲的 *BRCA1* 基因缺陷。在欧美人群中，*BRCA1* 基因突变会显著增加卵巢癌(增加 50％患病率)和乳腺癌(增加 87％患病率)的患病概率。因此，安吉丽娜·朱莉毅然决定进行双乳腺和卵巢切除手术来预防癌症。由此可见，人们可以通过新一代基因测序对自身健康进行判断，对疾病发生进行预测并及早预防及早治疗。通过基因检测，人们也能预测自身患相关疾病的风险程度，进而指导人们改善与疾病相关的不良生活习惯和环境，最终减少疾病的发生概率。

此外，新一代测序技术的提升也将医疗带入了大数据时代，生物信息、大数据等多个学科的交叉应用，新型医学概念与医疗模式应运而生，革命性地把诊断治疗推向健康评估和健康干预。各种大数据的分析以及检测平台的发展，各种便携的基因检测仪器或将颠覆传统检测进入日常生活，我们可能通过基因来寻找对象、规划职业方向。生物技术可能成为计算机和网络那样又一个人类离不开的基础技术。

（邢清和）

—— 专家简介 ——

邢清和

邢清和，医学博士，复旦大学生物医学研究院和复旦大学附属儿科医院研究员、教授、博士生导师。中国神经科学学会精神病基础与临床分会常务委员，中国遗传学会基因组学分会委员、遗传咨询分会委员，中国药理学会药物基因组专业委员会常务委员。主要从事药物皮肤不良反应和出生缺陷的基因组学及基因检测技术研究。

二十三、光遗传学

在电影《黑衣人》中，特工处理完外星人出没的现场之后都会掏出一个发光棒，让围观群众看到发光棒强光一闪，他们的短时记忆就会被抹去，不再记得见过外星生物的经历。这不禁让我们发问，光真的能控制人类的大脑吗？随着科学技术的发展与进步，其答案是肯定的，也就是我们现在所说的光遗传学。光遗传学，是研究人员使用一种新的光控方法选择并打开某种生物的一类细胞。它是结合遗传学与光学来操作个别神经细胞的活性，发现脑部如何产生 γ 波，并为它们在调控脑部功能中的角色提供新证据，从而为脑功能研究提供一种新的有力工具。简单地说，光遗传学就是用遗传学方法在大脑中安装一个光控开关，然后用特定的光来控制光控开关，这个开关可以安装在大脑的不同部位，负责不同的功能。

斯坦福大学的科学家们向小白鼠体内注射一种植物基因，这种基因能够对不同颜色光的刺激做出敏感的反应，还能通过自生特性感染类似的细胞。随后他们使用光来影响小白鼠的大脑，让一只患有帕金森病的小白鼠重新站立起来，甚至重新走路。有研究人员在清醒的斑马鱼幼虫的某些细胞中靶向插入光敏开关，结果发现这些细胞产生了突发的游泳行为——幼虫典型的周期性摆尾。此外，科学家还能通过黄光使正在蠕动的蠕虫停止蠕动，用蓝光控制果蝇的逃逸行为。这些研究结果为我们对脑神经元与行为、功能之间的关系提供了更深刻的认识。

2010 年《自然》杂志将光遗传学列为"年度最受关注科技成果技术"。随后光遗传学技术的应用得到了飞速发展，其应用研究领域涵盖多个经典实验动物种系（果蝇、线虫、小鼠、大鼠、绒猴以及食蟹猴等），并涉及神经科学研究的多个方面。与传统的神经科学研究技术，如电刺激或化学刺激相比，光遗传技术具有独特的高时空分辨率和细胞类型特异性两大特点，这克服了传统神经科学技术无法精确控制时间及特定神经元活动等缺点，而能对神经元进行非侵入式的精准定位刺激，为神经科学研究领域提供了革命性的新手段。

目前，科学家们运用光遗传学这一新的无创技术，对脑功能紊乱相关疾病，如抑郁症、帕金森病、焦虑以及精神分裂症等，有了更多深入的研究，也对这些疾病的发病机制进行了更为深刻的探索和认识。最近，来自哥伦比亚大学的研究者们通过对小鼠进行光遗传学改造，使其在储存记忆的时候发射黄色的荧光，而在重新获取记忆的时候发射红色的荧光。再给予接受了遗传改造的野生型小鼠与阿尔兹海默病小鼠以柠檬气味的刺激，之后再施加电刺激，从而使这两项记忆形成关联。一周之后，研究者再次给这些小鼠柠檬气味的刺激。结果显示，野生型小鼠能够同时出现黄色与红色的荧光，而且出现了恐惧的表现，这说明其在形成记忆的同时也发生了记忆的重新获取。然而，阿尔兹海默病小鼠大脑发光的区域则明显不同，说明它们的大脑在记忆重新获取的过程中发生了紊乱。之后，研究者们利用一束蓝光刺激小鼠的大脑，从而能够再次激活小鼠对柠檬气味以及电刺激的记忆，小鼠在再次闻到上述气味的时候出现了战栗的表现。研究者们提出通过光遗传学的手段能够恢复患阿尔兹海默病小鼠的记忆，这一结果或许能为阿尔兹海默病的研究与治疗开拓新的视野。

总而言之，光遗传学研究这一新技术可以推广运用到所有类型的神经细胞，如大脑的嗅觉、视觉、触觉、听觉细胞等。研究者们可以挑选出任一种类型的细胞然后发现其功能，可以说光遗传学成功开辟了一个新的具有开创意义的研究领域，必将使神经科学研究领域取得飞速进展。然而光遗传学技术前期的基因工程技术非常复杂，构建载体病毒和培育实验动物品系等都是有待解决的难题，这使得光遗传学的应用目前只能局限于某些特定品系的大鼠和小鼠的研究中，恒河猴、人类等灵长类动物因为繁育周期长、受精卵难以基因操作、实验品系无法构建以及伦理道德等一系列原因而无法开展。因此，光遗传学技术在人类大脑的科学研究及运用上仍然有很长的路要走。

（盛　伟）

二十四、模式生物与人类疾病

　　模式生物是一类能方便地在实验室进行繁殖和饲养、个体生命周期较短的生物，用于研究人类生命现象或健康问题，其中有人们熟悉的小鼠和果蝇，也有人们不太熟悉的线虫和斑马鱼。尽管模式生物不像时装模特儿那样引人注目，但由于它们具有繁殖力强、基因组较小且简单、易于遗传操作等特点，而备受生物学家和医学家的青睐。

　　自 20 世纪 70 年代以来，尤其在人类及部分模式生物的基因组测序计划完成之后，模式生物研究得到前所未有的发展。2002 年，英国和美国科学家布伦纳、霍维茨和萨尔斯顿因阐明线虫的生长调控和细胞程序化死亡的机制，共同获得诺贝尔生理学/医学奖，真可谓"线虫里飞出了金凤凰"。如今，生命科学、医学领域的研究大多离不开模式生物，在医学文献分析和检索系统收录的生物医学文献中，约 60％涉及模式生物。实践证明，模式生物已经成为功能基因组学、生物学、医学、药学等领域不可或缺的重要研究工具。

常用的模式生物

　　哪些生物可作为模式生物？ 一般来说模式生物应具备下列条件：首先是容易繁殖，且生命周期较短；其次是具有清楚的遗传背景，并已建立较成熟的遗传操作技术和表型分析方法；第三是通过实验能回答或解决研究者所关注的生物学问题。根据这些条件，大肠杆菌、酵母、线虫、果蝇、斑马鱼、小鼠和大鼠等生物被列为常用的模式生物。

　　大肠杆菌是自然界中广泛存在的原核生物。其特点是可以在液体或固体中培养，生长迅速，克隆方便，基因操作简便、安全。通过对大肠杆菌的研究，人类知道了基因的化学本质是 DNA，也懂得了 DNA 复制的半保留性，遗传信息传递的中心法则及转录和翻译的分子机制等。因此，它已广泛应用于分子生物学、遗传学和生物化学的研究，也用于人类感染性疾病和其他微生物的研究。

　　酿酒酵母是一种只有单个细胞的真核生物，它也可在液体或固体环境中生长，且安全、方便、操作简单。此外，它可以通过有丝分裂或出芽方式繁衍后代。通过对酿酒酵母的研究，人类懂得了真核细胞的染色体结构和复制机制、细胞周期及其遗传调控、DNA 复制和重组机制、真核系统的信号传导途径等。因此，它除了用于分子生物学、遗传学、生物化学的研究外，也可用于真核细胞周期调控、信号传导等方面的研究。

秀丽隐杆线虫是一种多细胞的真核生物。线虫的成虫只有 1 毫米大，实验室饲养简单，生命周期短，保种方便，大部分为雌雄同体（雄虫只占 0.05%）；已知成虫由 959 个细胞构成，其中 302 个细胞为神经细胞；所有的细胞谱系均已阐明，成虫过程中有 131 个细胞经历凋亡。通过对线虫的研究，人类懂得了细胞死亡的遗传调控机制，发现了 RNA 干扰现象等。因此，它是研究胚胎发育和退行性神经疾患的重要模式生物。

黑腹果蝇是一种多细胞的低等生物。它的个体小，适合实验室饲养，生命周期短（仅 2 周），繁殖能力强。有关果蝇的研究可追溯到 1908 年，当时美国遗传学家摩尔根选择了黑腹果蝇进行遗传分析，证实了基因的物质载体是细胞核中的染色体，随后创立了遗传连锁律和交换律的理论。20 世纪中叶，刘易斯等科学家发现并鉴定了调控个体发育程序的同源盒，阐明了胚胎发育遗传调控的基本原理。因此，果蝇是遗传学、发育生物学研究中理想的模式生物。

斑马鱼是一种生活在淡水中的脊椎动物，与金鱼、鲤鱼同属鲤科。它的个体仅 4 厘米长，淡水饲养，繁殖周期短（仅 3 个月），产仔频繁，数量多，适合于实验室养殖。它的胚胎透明，易进行遗传学操作。利用反义寡核苷酸来抑制斑马鱼的特定基因可进行基因功能失活的研究，也可利用其组织专一性启动子研究胚胎发育中的形态变化。

小鼠是世界上最小的哺乳动物之一。它有着世代周期短、多胎妊娠、繁育容易等特点。此外，小鼠的生物进化史、胎盘形成和早期胚胎发育与人类相近。组织器官结构和细胞功能与人类相似，而且有高级神经活动。更为重要的是，人类 99% 的基因存在于小鼠，基因同源性高达 78.5%。因此，生物学家常将小鼠作为人类基因序列信息如实转化成功能信息的"转化器"；可以"代人受过"，是研究人类疾病的"显微镜"；是催生新药或新疗法的"孵化器"。

转基因小鼠与小鼠基因剔除技术

利用模式生物研究人类未知基因的功能或人类疾病的发病机制，就是在模式生物基因组中进行人为的遗传学"加法"或"减法"修饰或改造，其中转基因技术是对模式生物基因组做"加法"，基因剔除技术是对模式生物基因组做"减法"。转基因小鼠技术是指将外源基因导入小鼠组织细胞内，并发挥作用的过程，该技术可追溯到 20 世纪 70 年代。

模式生物在人类疾病研究中的应用

近年来，医学科学取得了长足的进步，越来越多的人类疾病基因被定位及克隆，越来越多的突变基因被检测。然而，科学家对大多数遗传病及大部分常见病或多发病的遗传背景及发病机制仍知之甚少，因而严重影响到对上述疾病的防治效果。以肿瘤、糖尿病、心脑血管病和神经精神疾病为代表的慢性疾病已成为威胁中国居民生命健康的最大杀手。据报道，2003 年上述四类疾病的死亡率占中国城乡居民总死亡率的 60％以上；至 2004 年末，中国糖尿病患者达 4 000 万人，精神疾病患者达 1 600 万人；尤其是高血压患者高达 1.6 亿人，患病率较 1991 年上升了 31％，达到 18.8％。面对如此严峻的挑战，科学家们已经意识到在人类疾病防治中充分利用模式生物的重要性。与此同时，尽快建立关于脑血管疾病、肿瘤、精神神经疾病等的动物模型，对于阐明这些疾病的发病机制，解答特定人群对某种疾病的易感性以及开发新型药物将起到重要的推动作用。

自转基因及基因剔除技术建立以来，各种动物模型已在生命科学及医学研究等方面产出了一大批极富影响力的成果。如在阿尔茨海默病（老年性痴呆）的研究中，通过建立基因敲除小鼠和突变基因表达模型，已先后发现和验证了早老素基因突变、淀粉样蛋白基因突变、tau 蛋白（微管聚合蛋白）基因突变是产生痴呆的重要致病机制。在肿瘤发病机制的研究中，模式生物的作用更大。

总之，模式生物是在体解析人类新基因功能的核心平台，是体内基因表达调控研究的有效途径，是发育生物学研究不可或缺的技术手段，是人类疾病相关或致病基因功能研究的理想模型，是解析疾病发病机制和药物筛选的有力工具，也是药物疗效及作用机制研究的必要手段。

（顾鸣敏）

— 专家简介 —

顾鸣敏

顾鸣敏，上海交通大学医学院遗传学教授，医学遗传与胚胎发育整合课程首席教师，医学遗传学课程组组长。现为美国人类遗传学学会会员，上海市医学会罕见病专科分会委员、医学遗传学专科分会委员。主要从事遗传病的基因定位及机制研究。

遗 | 传 | 疾 | 病 |
二十五、警惕心房颤动

心房颤动是心房快速的无序激动和无效收缩，它是临床上最常见的心律失常。中国至少存在 800 万心房颤动患者，全世界则有数以千万计的心房颤动患者。心房颤动可以导致心力衰竭，还可以引起脑卒中（俗称中风）等血栓栓塞。人群中 15％的脑卒中其直接原因是心房颤动引起心室附壁血栓的脱落。更为严重的是，老年人口中高达三分之一的脑卒中起源于心房颤动。心房颤动严重地危害着人类健康，也给医疗保健带来了严重的经济负担。因此，必须重视心房颤动。作为心房颤动患者，认识心房颤动是自我保健的第一步。

心房颤动的基础病因主要是高血压、心力衰竭、慢性风湿性心脏病（瓣膜性心脏病）、严重的冠心病、慢性肺源性心脏病、心脏手术和甲状腺功能亢进。高龄和糖尿病是心房颤动发生的重要危险因素。遗传因素和自主神经功能紊乱是不可忽视的病源。

心房颤动的临床表现和诊断

心房颤动可有症状，也可无症状。心房颤动的症状主要取决于基础病因、心脏节律频率和患者感知症状的敏感性等。其主要症状是心悸、胸闷和气短。心房颤动有时会表现为头晕和黑矇。少数患者以脑卒中和心力衰竭作为首诊症状。诊断心房颤动的主要手段依然是普通心电图和动态心电图。当存在心房颤动的基础病因或者出现相关症状时，通过普通心电图和动态心电图检查可以确立心房颤动的诊断。由于心房颤动并非一直发生，特别对于初发的患者，心房颤动往往是阵发性发作，所以，普通心电图检查可能会遗漏诊断。此时，就需要做动态心电图检查。动态心电图检查可以比较全面地评估心律和频率，对于规范化防治必不可少。

心房颤动的治疗

在明确心房颤动的诊断之后，患者需要接受规范化的防治措施。在医学上，心房颤动的治疗包括三个方面：①防治血栓栓塞的发生；②恢复和维持正常心脏节律；③控制心室频率在合理的范围之中。

心房颤动的主要危害是血栓栓塞，它可以导致脑卒中。如前所述，瓣膜性心脏病是心房颤动的重要基础病因，特别是在经济不发达的国家和地区。研究表明，在非瓣膜性心脏病人群中，心房颤动使得脑卒中增加 5.6 倍；在瓣膜性心脏病人群中，心房颤动则使得脑卒中增加 17.6 倍。所以，防治心房颤动伴发脑卒中显得特别重要。防治的药物主要是法华林，另外一个有重要前景的药物是达比加群酯。人类的心脏由心房和心室两大部分组成。心房和心室协调有序的收缩和舒张活动维持着机体的正常血液供应。心房颤动发生时，心房基本丧失了自主的收缩和舒张功能；此时，它被动地接受心室驱动的收缩和舒张。所以，恢复和维持正常心律可能具有潜在的意义。其手段主要包括抗心律失常药物、导管消融和外科手术。关于如何治疗，医生将根据规范化治疗指南决策和实施。需要强调的是，导管消融是一种特别有价值的措施，其绝对禁忌证是心房存在血栓。年龄和心房颤动的类型往往不是导管消融的障碍，导管消融的效果往往优于药物。虽然针对导管消融和药物治疗的优劣存在着部分争议，但是，显然导管消融已经成为纠正异常节律的主要选择。

目前的研究显示，对于不宜进行恢复和维持正常心脏节律的心房颤动人群，控制心室频率在合理的范围之中也能够起到异曲同工之妙。控制心室频率的药物由医生选择。心室频率控制目标是：休息时保持在 60～80 次/分，一般性活动时保持在 90～115 次/分。

随着认知的加深、新型药物的诞生、技术的进步和器械的发明，人类总有一天会征服心房颤动。这一天已经不再遥远。

○ 摘编自《科苑掇英——九三学社上海市委院士专家科普文集》

（陈义汉）

—— 专家简介 ——

陈义汉

陈义汉，中国科学院院士，同济大学教授、主任医师、博士生导师。现任同济大学医学院副院长和同济大学附属东方医院副院长。长期从事心脏内科临床工作和基础研究，是国家杰出青年科学基金获得者、"长江学者奖励计划"特聘教授、国家"973"计划项目首席科学家。主要研究方向为心血管系统疾病发生机制研究。

二十六、罕见病都是遗传病吗

　　某新闻报道：英国一个 7 岁女孩，不仅可以三天三夜不睡觉，还没有饥饿感，对食物也不感兴趣，甚至遭车撞都毫无痛觉，她母亲称她为"钢铁人"。某新闻又报道：一个 24 岁的姑娘从 12 岁开始患上了罕见的"睡美人综合征"，随时随地，突然就会觉得很困，一觉睡去往往要十天半个月才能醒过来，而醒来又要几周时间恢复元气。信息化的今天，我们时不时地能听说一些闻所未闻的疾病，有的被称作"遗传病"，而有的又叫作"罕见病"，这两种病是同一种病吗？

　　罕见病简言之就是受累人数较少的疾病。各个国家对罕见病发病率标准方面存在差异。在欧洲一般发病率低于 1/2 000，即可认定为罕见病；在美国，发病人口比例低于 1/5 000 的疾病，即可认定为罕见病。在我国尚无官方标准，有专家认为，新生儿发病率为万分之一（0.1‰）或患病率为五十万分之一（0.002‰）的疾病认定为罕见病。由此统计，我国的罕见病患者人数已经达到 1 680 万，单从患者数量上看，罕见病绝不罕见！

　　罕见病的种类繁多，比如大家之前可能有所耳闻的苯丙酮尿症、早衰症、庞贝病、地中海贫血，以及 2014 年引得全球各界参与冰桶挑战的"渐冻症"。这些罹患罕见病的患者约有 50％ 在出生时或儿童期即可发病，他们一来到这个世界就开始了不同于常人的艰难人生，不但面临着病痛的折磨，还要承受由于疾病带来的就医、就学、就业、抚养等方面的种种磨难。治疗罕见病的药物和方法少之又少，一方面药物开发成本巨大，另一方面药物的市场需求太小，因此治疗和控制罕见病的特效药物被称为"孤儿药"。

　　遗传病是指由于遗传物质发生改变而引起的疾病。遗传病具有终身性、家族性，以及治疗方法有限等特点，让人谈之色变。遗传病种类多，比如大家有所耳闻的唐氏综合征、苯丙酮尿症、肝豆状核变性、血友病等。其实遗传病不是都会遗传给后代的，只有少数危害程度小，发病受环境影响较少的才有机会遗传给后代。很多遗传病，即使遗传给后代，只有在环境诱发下才会发病。比如苯丙酮尿症，是由于体内遗传物质异常，导致体内某种酶代谢障碍，只有在摄入高苯丙氨酸食物时，才会诱发该病。

　　大部分罕见病是先天性的，大部分遗传病也是先天性的，那我们可以说罕见病就是遗传病吗？答案是否定的。80％的罕见病患者属于遗传性疾病，还有一部分不是由于遗传物质异常所致的一些遗传病，如唐氏综合征，发病率为 1‰～2‰，并不属于罕见病。罕见病只是相对于常见病而言，是动态演变的，随着发病率上升，罕见病会变成常见病。总而言之，罕见病是从发病率的角度看待，而遗传病是从遗传物质有无改变的角度看待。

○ 摘编自 *Chinese Journal of Evidence Based Pediatrics* 2011 年第 6 卷第 2 期

（王慧君）

—— 专家简介 ——

王慧君

王慧君，复旦大学附属儿科医院儿童发育与疾病研究转化医学研究中心副研究员。上海市医学会医学遗传学专科分会委员、罕见病专科分会委员。主要从事儿童遗传病的分子机制研究，进行儿童遗传性疾病的分子基因诊断，并采用模式生物对新突变进行功能学研究。

二十七、卟啉病患者，传闻中的"吸血鬼"

　　什么是卟啉(bǔ lín)病呢？卟啉病是指人体在合成血红素(血红蛋白、肌红蛋白等的重要成分，主要由卟啉和铁构成)的过程中，由于某些酶异常导致合成障碍，从而使没有转化成血红素的卟啉在人体内积累，以及在体内有重要作用的血红素生成减少，造成神经、肝脏、皮肤等多处细胞损伤。卟啉源于古老的希腊语 porphura，意为紫色素，故卟啉症也被称作紫质症。卟啉病可以是遗传产生的，也可以是外界环境刺激或其他因素作用而产生的。

　　还记得《暮光之城》中，在阳光下闪闪发光的爱德华吗？阳光下的他是那么的迷人，卟啉病患者在阳光下皮肤也很白，但是并不迷人。卟啉在黑暗中是无害的，一旦见光，被紫外线激活，卟啉就会转化为一种"嗜肉"毒素，同时发出荧光。当卟啉变成"嗜肉"毒素时，皮肤会被腐蚀，皮肤上出现水疱、溃疡、糜烂、结痂，牙龈也会被腐蚀，甚至牙根暴露。阳光下的卟啉病患者就像吸血鬼：每见一次阳光，卟啉病患者就要遭受一次疾病的折磨，所以卟啉病患者会像吸血鬼那样不喜欢见阳光，只能在黑暗中生活。其实，卟啉病有好几种类型，如上述吸血鬼模样的只是对光过敏的类型，也有光照或其他刺激后出现多毛、皮肤色素沉着、皮肤老化及硬皮症等类型的。

　　卟啉病患者除了有皮肤的异常，也会有其他症状，例如不恰当的药物使用或低钠血症发作后出现抽搐发作，焦虑、失眠、抑郁、幻觉、意识不清，四肢活动困难、四肢疼痛，甚至瘫痪，反复发作性腹痛、呕吐，肝脏损伤等，不同类型的卟啉病患者，表现不同。

　　由于血红素合成减少、血红蛋白合成障碍，卟啉病患者通常具有贫血的症状，他们的面色会十分苍白，补充血红素能有效缓解。那么，补充血红素就要像吸血鬼一样喝血吗？首先喝血的确能够补充血红素，因为血红素可以抵抗住胃液、肠液，最终到达小肠时得到吸收，这就是早期卟啉病患者嗜血的重要原因。但是喝血的场面过于血腥，现在可以通过直接向身体内输血或者输血红素来补充血红素，这种方法更高效，场面不再那么血腥，目前已经成为治疗卟啉病的主要方法。

　　通过目前发达的医疗检测技术，检测血、尿、粪便中的卟啉类物质水平，并辅以检测相关的酶、神经肌肉、致病基因等，卟啉病患者能得到早期确诊。

一旦确诊为卟啉病，患者就需要开始对症治疗和预防复发，主要通过静脉输注高渗性葡萄糖液和血红素，用血红素治疗更有效。卟啉病患者常在服用磺胺、避孕药、安定类药、苯巴比妥等药物时诱发或加重病情，感染、饥饿、精神刺激、月经、妊娠、生产等也会加重病情。总而言之，卟啉病患者并不是传闻中的"吸血鬼"，他们只是一群受疾病折磨的患者。

（王慧君）

二十八、防治遗传性耳聋，让聆听无障碍

　　耳聋是临床上常见的疾病之一，其中遗传性耳聋在听力障碍人群占有很大比例，遗传突变被认为是可以解释超过50％该类疾病的病因。遗传性耳聋可分为综合征型和非综合征型；以及发病在语言之前或之后。与外耳畸形或其他器官或系统中的表现相关的听力损失被标记为综合征型。相比之下，非综合征病例尽管它们可能在中耳或内耳出现异常但与其他医学问题无关。约30％的语言前遗传性听力损失病例是综合征型。在剩余的70％的情况下，耳聋与任何其他临床表现（非综合征性听力损失）无关。在语前非综合征型耳聋病例中，80％是常染色体隐性遗传（AR）模式遗传，18％遵循常染色体显性（AD）模式，其余2％对应于X连锁和线粒体基因组的遗传。

　　考虑到耳聋发病因素和疾病细节的差异，其诊治的方法不同，主要还取决于父母是听力障碍还是听力正常，发病年龄以及耳聋是孤立或综合征的一部分。基因检测和咨询是医学遗传学的基石，为遗传性疾病患者提供关键的答案。随着分子诊断的方法快速发展，确定受影响的家庭造成听力障碍的基因从连锁分析到下一代测序的基因检测技术也发生转变。在世界范围内，遗传性耳聋最常见的致病基因是 $GJB2$，$OTOF$，$SLC26A4$，$MYO15A$，$CDH23$ 和 $TMC1$，其中大多数是大的基因，每个都有许多引起耳聋的突变。由于基因的大小和 Sanger 测序的成本，直到最近才根据人种和遗传性耳聋表型的相关性在诊所中筛选出已知的突变。之前大多是在研究实验室中使用连锁分析搜索新的基因或突变区域，然后在关键区间中对每个候选基因的编码区进行 Sanger 测序。再基于基因功能或表达模式的假设条件下对基因进行排序后，将基因逐一进行测序验证。以这种方式发现超过60个基因与人类耳聋有关，但是这种耗费时间和成本的技术并不是最佳的，因为它不能同时检查大量的基因。如果对目前涉及的60多个基因中的每一个都提供临床有用的筛选是非常困难的。由于 NGS 技术的最新进展已经使得能够快速且低成本地测序所有感兴趣的基因，包括非编码区域。NGS 技术正在改变基因鉴定的面貌并且可以筛选数百个能够提供关于遗传原因和复发风险的准确信息，并提供精确的治疗。

　　NGS技术除了为遗传咨询和指导临床决策提供帮助之外，对致病基因的识别也是理解听觉机制的基础，这反过来又为先心病和耳聋康复铺平了道路。在未来，也许能治愈遗传性耳聋，让聆听无障碍成为现实。为此有研究已经采取了初始尝试，并显示出理想的结果。比如，当 Notch 信号受到抑制时，通过新生毛细胞的体外诱导，可以部分恢复由于噪声而受损的听力，提示通过药理学抑制 Notch 可以代替部分损失的毛细胞。

（秦胜营）

二十九、当心，这些眼病会遗传

临床上约有 600 多种眼病具有遗传倾向，除了大家熟知的高度近视、先天性白内障、先天性青光眼、视网膜母细胞瘤以外，视网膜色素变性、视神经萎缩、视锥细胞营养不良、小眼畸形等这些不常见的眼科疾病也属于遗传性眼病。这些遗传性眼病在临床上不仅发病率高，而且对眼的结构和功能危害严重，位居视觉残疾或致盲的原发性疾病前列。遗传性眼病特别复杂，可以分为单基因遗传病和多基因遗传病，其中多基因遗传病的发病率更高；也可以分为显性遗传、隐性遗传以及与性别有关的遗传。

遗传性眼病危害严重的主要原因是多为双眼视力下降或视功能障碍，病变发展不可逆，但临床治疗方法有限且可以通过基因遗传给下一代。人类对于失明的恐惧仅次于死亡，因此，遗传性眼病会严重影响患者及其后代的身心健康，必须引起家庭和社会的高度重视。

遗传性眼病成为工作年龄人群的首要致盲因素还有另外一个原因，就是遗传性眼病诊断困难。一些典型的遗传性眼病例如遗传性视网膜疾病，除了视力下降外并没有特征性表现，各项眼底检查也难以与非遗传性眼病区分。这时就需要通过基因检测来明确临床诊断和鉴别诊断。还有一些遗传性眼病临床表现相似但发展进程和预后迥然不同。例如视网膜色素变性与先天性静止性夜盲两种遗传性眼病，临床表现均为夜盲，视网膜色素变性是由周边视网膜向中央进行性发展，视野逐渐缩小最终致盲。而先天性静止性夜盲表现为出生时就患有夜盲但很少发生进展。因此，通过基因检测来区分不同的遗传性眼病进而判断患者病情进展，及时给予干预就显得尤为重要。如果根据一个患者的主诉、临床表现将其诊断为视网膜色素变性或很难与先天性静止性夜盲区别，但通过基因检测最终诊断为先天性静止性夜盲，这就对患者今后病情的发展及预后做出明确预判，减少患者不必要的紧张和焦虑。

还有一些遗传性眼病具有多种分型，即使临床诊断正确，但不能根据其临床表现明确具体分型，因为具体的分型由基因决定。例如视网膜色素变性，根据其基因突变的类型不同可以将其分为几十种亚型，每种亚型的病情进展速度与预后也不尽相同。因此当患者明确诊断为视网膜色素变性后仍然有必要做基因检测来确定亚型，指导后续的治疗方案。

对于遗传性眼病的治疗，目前临床上没有特别有效的药物或手术方法，此外遗传性眼病本身又具有终身性与遗传性的特点，不仅影响患者的视功能和正常生活，也给家庭和社会带来巨大经济负担。随着基因诊疗的快速发展，我们希望能在基因治疗和干细胞治疗方面寻求突破。但由于遗传性眼病复杂性以及新基因突变的出现或者老基因发生新的突变，这些就成为基因治疗与干细胞治疗需要攻克的难关。因此通过遗传倾向的咨询、产前基因诊断以及对疾病及时进行基因检测，可以明确疾病的发展与预后。还可以通过基因检测预测下一代的发病风险，并提早给予干预来达到优生优育的目标。

因此基因检测在遗传性眼病中不仅可以明确诊断，对疾病进行分型，还可以判断预后，指导患者个体化的治疗，提高诊断与预防的效益，达到真正的"精准医疗"。

（干德康）

—— 专家简介 ——
干德康

干德康，复旦大学附属眼耳鼻喉科医院副主任医师，复旦大学眼科学博士。擅长玻璃体视网膜疾病和视网膜变性疾病的诊治，有丰富的手术经验。

三十、唐氏综合征的产前筛查

  1959 年 Lejeune, Gautier 和 Turpin 发现了唐氏综合征与 21 号染色体的第三条之间的关联。1961 年，"唐氏综合征"一词由《柳叶刀》的编辑首先使用。21 号染色体的测序以及唐氏综合征小鼠模型的使用使我们能够将一套基因与这种神经发病的综合征机制联系起来，并更好地了解其表型。然而，我们对导致唐氏综合征的直接原因还知之甚少。现在我们针对唐氏综合征还没有有效的治疗方法，产前筛查和诊断的研究旨在找到识别唐氏综合征胎儿的方法。而对于所有唐氏综合征儿童都应评估先天性心脏病、听力损失和眼科问题。

  唐氏综合征的诊断是通过染色体分析来进行的，孕中期羊膜穿刺检测染色体异常的产前诊断方法首先在 20 世纪 70 年代引入。目前常用的唐氏筛查项目有孕早期和中期筛查，就是通常所说的早唐和中唐。一般来说，在怀孕 11～14 周进行早唐检查；在怀孕 16～20 周进行中唐筛查为佳。长期以来，使用孕妇血清标志物筛查唐氏综合征是普遍接受的护理标准。此外，遗传超声图可以与生化筛选相结合，以进一步提高筛选效率。有研究显示妊娠头三个月合并血清检测（母体血清甲胎蛋白，人绒毛膜促性腺激素和非共轭雌三醇）检出率为 69％，假阳性率为 5％。结合使用孕妇血清筛查与胎儿超声检查增厚的颈部皱褶，可能具有 80％～85％ 的检出率，假阳性率为 5％。这些唐氏筛查有假阳性率高、不适用双胎或者多胎等不足，但也有方便、无创、便宜等优点。

  目前的研究工作集中在提高筛查的敏感性和特异性，减少或消除需要进行有创诊断检查的妇女（如绒毛膜取样或羊膜穿刺术），避免唐氏综合征患儿的出生。2011 年引入了使用从母体血浆获得的无细胞 DNA（cfDNA）筛查胎儿非整倍体。据报道，这种筛查对唐氏综合征的检出率超过 99％，假阳性率低至 0.1％。因此，cfDNA 检测似乎比传统的多重标记筛查有实质性的改善。在实践中，使用这个测试可以导致诊断程序的显著减少。在 cfDNA 检测可广泛应用于一般产前非整倍性筛查之前，需要仔细考虑筛查方法和费用。另外，使用母体循环中胎儿细胞进行产前诊断也可以避免羊膜穿刺术；然而，从母体血液中分离胎儿细胞仍然伴随着一些技术和生物学上的困难。

（秦胜营）

三十一、少了一条 X 染色体的特纳综合征

特纳综合征又称先天性卵巢发育不全征，是一种先天的染色体异常所致的疾病，一位叫 Turner 的研究者在 1938 年首先描述报道此病。性染色体单体病从遗传学角度来看就是女性缺少一条或缺少部分性染色体，是人类在染色体整条缺失下唯一能生存的情况，也是临床上较常见的染色体疾病之一。发生率为活产新生女婴的 1/4 000～1/2 500，在自发流产胎儿中有 18％～20％ 为特纳综合征的患病胎儿。

我们都知道人类的染色体应该有 23 对共 46 条，其中有一对是性染色体，男孩的性染色体是 X 和 Y，女孩则两条都是 X 染色体。若女孩仅有一条 X 染色体，或者 X 染色体的一部分丢失，就可出现特纳综合征。有研究表明大多数特纳综合征患者的 X 染色体是母源性的，也就是说缺少来自父亲的那条 X 染色体。精子的形成或分裂过程中会发生丢失染色体的现象，按理说这种精子的受精能力并不好，但是极个别的仍可使卵子受精。

因为 X 染色体含有许多基因(约 1 000 个)，因此丢失后可出现许多严重的问题，例如 99％ 特纳综合征胎儿宫内流产，只有 1％ 的胎儿可成活并出生。但女性缺失性染色体后，就会导致性腺的发育不完整，比如卵巢发育不良，青春期卵巢功能低下，整个生殖系统呈现发育不良的状态，比如幼稚子宫，表现为子宫特别小，甚至没有子宫内膜，这种子宫在青春期以后是不会来月经的，更不用说怀孕生子了。另外还有阴道闭锁等生殖系统结构发育上的异常表现。

大家都知道，卵巢是女性的性腺，卵巢的主要功能是排卵和分泌性激素(主要为雌激素和孕激素)，性激素在青春期发育时开始分泌，女性的第二性征随之形成，如乳房的发育、外阴阴毛等女性体征，完成从少女到成熟女性的转化。与雌孕激素相关最重要的是月经来潮，双侧卵巢还轮流承担每月排一个卵的任务，使女性受孕。因此卵巢在女性走向成熟和孕育后代的过程中发挥着不可代替的作用，是女性重要的性腺器官。

所谓卵巢异常包括卵巢功能不全或结构发育不良，特纳综合征患者在青春期的卵巢发育功能异常导致缺乏排卵，甚至因为缺乏雌孕激素的分泌，导致第二

性征不发育，十四五岁仍表现为一个幼稚小女孩的身材，形同五六岁没有发育的样子。家长往往在孩子十五六岁了发现还没有来月经才带孩子来看病，其实患儿十二三岁的时候就表现出明显个头偏小、乳房完全不发育等。

成年女性多数因为不孕发现为特纳综合征。如果生殖系统正常，阴道、子宫甚至月经通过激素替代治疗也能正常，通过辅助生殖技术，这类患者依然可以怀孕。如果阴道闭锁或者子宫缺失，那么可以通过外科手术进行整形，保证患者的性生活，像正常人一样享受美满的婚姻。如果卵巢通过干预仍旧可以排卵的话，其做妈妈的梦想也可通过代孕实现，让特纳综合征的患者成为遗传学意义上的妈妈。但这项技术目前在国内还没有获得批准。

特纳综合征其他主要的临床特点为身材矮小，总体比正常人偏矮，身高在1.35～1.55米。还可能伴有一些躯体发育异常或畸形，比如脊柱侧弯，或其他多器官异常如甲状腺、肾上腺等内分泌系统的异常，甚至是重要脏器发育畸形如马蹄肾、独肾、多囊肾，其心脏发育畸形的发生率也较正常孩子高。这是因为女性的雌激素可促进骨骼及全身各个系统的发育以及女性身材体态的形成，雌激素分泌严重不足就可导致骨骼的发育缺失而引起身材矮小。

特纳综合征除有生长障碍和生殖系统异常以外，还可有心血管异常、自身免疫性疾病、碳水化合物代谢异常、骨骼系统异常、淋巴性水肿、发育延迟和学习障碍等。患者智力发育程度不一，手脚可能较大，也可伴有其他一些发育方面的异常，但是患者寿命与正常人相同。

目前特纳综合征的热点在于生殖。除了2%的特纳综合征患者有可能自然怀孕之外，用捐献的卵子在试管内受精并胚胎移植，已成为该综合征患者的主要生育选择。保留足够卵巢功能的患者，可尝试现代成熟的辅助生育技术，完成孕育后代的心愿。

（李　文）

—— 专家简介 ——

李　文

李文，教授、主任医师，博士研究生导师。海军军医大学附属长征医院生殖医学中心主任，国家辅助生殖技术管理专家库委员，中国人民解放军优生优育计划生育技术中心常务副主任。现任全军优生优育计划生育学会常委，全军妇产科学会内分泌学组副组长，上海市医学会生殖医学专科分会委员、医学遗传学专科分会委员。对生殖内分泌疾病，特别是卵巢早衰、多囊卵巢综合征等的诊治有较深的造诣，对妇科微创手术有丰富的经验，尤其在保护生育功能的宫腹腔镜手术方法上有拓展和创新。

三十二、肥胖基因的前世今生

你知道吗？肥胖不是单基因决定的（即质量遗传性状），而是多基因决定的（即数量遗传性状）。由此可以推断出，家族遗传性倾向是肥胖的特征之一。肥胖父母生下肥胖子女的机会高达 80％，而瘦子父母生下肥胖子女的机会只有 10％。若父母一胖一瘦呢？让我们通过一个众所周知的案例来一探究竟。家喻户晓的已故香港女演员肥肥（沈殿霞）很胖，她的丈夫郑少秋较瘦，他们的独生女郑欣宜呢？她的体重曾达 90 千克。肥胖不仅影响了健康，也会给生活带来不小的困扰。而每一个肥胖基因，都有可能为减肥药物提供新的分子靶点。让我们一起了解肥胖基因背后的故事吧。

最早发现的肥胖基因——ob 和 db

19 世纪中叶，非肥胖小鼠可以产下肥胖后代的现象已经引起了科学家的注意，而且他们还证明了这种肥胖小鼠是携带两个突变等位基因的纯合子（ob/ob），因此科学家以 obesity（肥胖）的前两个字母命名该基因。不过直到 19 世纪末，ob 基因才被精确地定位在染色体上。1997 年，人类基因组中的第一个 ob 基因突变被发现。截至 2015 年 1 月，共已发现 8 个不同的 ob 基因突变，其携带者通常在婴儿期就可被诊断为食欲过旺的高度肥胖症。

19 世纪 60 年代，科学家又发现了表型与 ob/ob 小鼠相同，但患有糖尿病的小鼠。不过该小鼠携带的双拷贝突变基因不同，因此，科学家用 diabetes（糖尿病）一词中的两个字母命名该基因（db/db）。1995 年，科学家确认 db 基因为编码瘦素受体的基因。携带 db/db 基因的隐性纯合子下丘脑虽有瘦素受体，但却无活性，不能感应瘦素传达的饱胀信号，从而引起遗传性肥胖。目前，db/db 基因隐性纯合子已被用作肥胖、糖尿病和异常脂质血症动物模型，广泛地应用在药物研发和科研领域。有趣的是，这种肥胖小鼠可以通过游泳促进脂肪燃烧进而达到减肥效果。

最复杂的肥胖基因——FTO

关于这个基因名字的来源有两种说法。说法一认为，FTO 基因的名称起源于"大块头肥仔"(fatso)一词的缩略，因为该基因是 1999 年从小鼠"融合脚趾"(fused toes)突变体中克隆出的一个长达数十万碱基对的片段。说法二认为，*FTO* 是 fat mass and obesity-associated protein(脂质与肥胖相关蛋白)的缩写。与前两个肥胖基因不同，*FTO* 最初在人体而不是动物中开展肥胖关联研究。另外，它也是目前机理最复杂的肥胖基因，科学家在 *FTO* 上不断有新发现。

科学家们发现，在欧洲人群中，携带单拷贝 *FTO* 基因的人平均增重 1.2 千克，携带双拷贝 *FTO* 基因的人平均增重达 3 千克，且肥胖风险提高 1.67 倍。因此，2007 年，*FTO* 基因首次被鉴定为欧洲人群的肥胖风险基因。随着科学技术的发展，目前已有很多研究证明 *FTO* 基因中有 10 个单核苷酸多态性位点与肥胖风险有关。值得注意的是，一个名为 rs9939609 的单核苷酸多态性序列在全球人群中出现比例较高，其在西欧及中欧人群中所占比例高达 45％，在西非约鲁巴原住民中的比例高达 52％，即使在东亚地区的中国人及日本人的比例也有 14％。

需要说明的是，某人携带肥胖基因并不代表携带者一定会发胖，它们只是提高了肥胖易感性，因为肥胖的形成很大程度上也依赖环境因素的作用。但是不难想象，对携带肥胖基因的人来说，控制体重的难度很大，这些人对减肥药物的期盼也最迫切。但是，发现肥胖基因并不等于治愈肥胖，即使我们了解了某肥胖基因的作用机理，也不可能通过注射一针"基因药"让患者摆脱肥胖症。

目前，关于肥胖症，最现实的治疗方案为：针对缺陷型肥胖基因如 *ob* 或 *db*，注射补充人造瘦素或瘦素受体即可缓解病情。而对于患者体内其他各种高表达的肥胖基因，寻找靶向抑制剂并针对性地开发新型减肥药将会是科学家们下一步努力的方向。

（李　丽）

—— 专家简介 ——

李　丽

李丽，同济大学医学院副教授、美国人类遗传学学会会员。主要从事表观遗传学与生物信息学的研究。研究方向为心肌细胞定向分化的表观遗传调节机制。

三十三、青少年的成人起病型糖尿病的基因诊断与精准治疗

青少年的成人起病型糖尿病(MODY)病例占糖尿病患者数的 1％～5％,因临床表型与 1 型糖尿病(T1DM)或 2 型糖尿病(T2DM)重叠而常被误诊为这两种常见类型。MODY 的治疗取决于特定的致病基因即"病因选择治疗"。只有将 MODY 从 T1DM 和 T2DM 中鉴别出来,并进行所谓个体化或精准医疗,才能使误诊所致错误用药的副作用降至最低;同时遗传咨询能帮助无糖尿病症状的亲属预测其将来会否发病。MODY 精准医疗的探索与实践,开启了"病因选择治疗"的糖尿病精准医疗时代。

据估测,目前大约 80％的 MODY 个体被误诊为 T1DM 和 T2DM,因此将 MODY 从 T1DM 和 T2DM 中鉴别出来非常重要。一项美国儿童 MODY 的研究报道指出,在基因诊断以前,仅有 24％MODY 患者被当作 MODY 治疗,76％的儿童因误诊而成为 T1DM 和 T2DM 治疗的靶向人群,表明许多初级内科医师因不懂 MODY 而经常误诊。

糖尿病可分为四种类型:1 型糖尿病、2 型糖尿病、特殊类型糖尿病(包括 MODY)和妊娠糖尿病。而 MODY 是呈常染色体显性遗传的单基因糖尿病,是遗传、代谢和临床异质性的疾病。MODY 由 14 种基因突变引起,分为 14 种类型。

如何确诊 MODY

首先,当患者临床表现为 2 型糖尿病,且也有多代遗传的糖尿病史(至少 2～3 代),尤其是早发糖尿病的家族史,呈垂直遗传,应当怀疑 MODY。

其次,大多数 MODY 患者比较消瘦,但也有的 MODY 患者肥胖。

第三,当一个年轻的患者表现为 1 型糖尿病,而胰岛自身抗体检测阴性、C 肽水平可测得、胰岛素水平一般正常(但相对于患者的高血糖则较低,提示胰岛 β 细胞功能缺陷)也应怀疑 MODY。

以上这些情况下,需要做基因诊断,从而判断是否为 MODY,并区别 MODY 亚型,指导预后及治疗。

如何治疗 MODY

MODY 表现为遗传异质性，表型差异较大。因此，各种 MODY 取得最佳血糖控制结果的措施有所不同，预后也不同。

与 T1DM 补充胰岛素、T2DM 口服二甲双胍的一线治疗方法相比，MODY 各亚型的治疗有所不同：例如，MODY3 或 MODY1 可以用低剂量的较便宜的磺脲类口服药治疗，而 MODY2 因仅引起轻微的空腹血糖升高，通常不需要药物治疗，其他 MODY 亦因不同致病基因、机制、发病特点可以选择不同方法治疗。MODY13，根据基因突变性质不同治疗方法也不同。而 *KCNJ11* 基因突变，是迄今在中国 MODY 型糖尿病患者中发病率最高的，已经超过之前发现的 6 种经典致病基因，堪称引发 MODY 型糖尿病的首个"中国基因"。若为 *KCNJ11* 基因激活突变患者，需停止胰岛素改用磺脲类药物治疗，而若为 *KCNJ11* 基因失活突变患者，最终需采用胰岛素治疗。

MODY2 突变患者通常空腹高血糖不会显著恶化，即使不接受治疗也很少发生微血管或大血管并发症。儿童期无须治疗，对口服降糖药及胰岛素反应性较低，宜控制饮食，但妊娠糖尿病的患者需要治疗。胰岛素分泌和肝糖产生异常时，胰岛素是唯一的治疗方法。当然，将来 GCK 激活剂类药物也可用于治疗 MODY2。

MODY3 突变患者的血糖控制效果随病程延长而减低，大血管或微血管并发症风险大，需药物治疗。接受非胰岛素药物治疗的 MODY 患儿，应首选小剂量磺脲类药物；而胰岛素治疗的患者也可以改用磺脲类药物治疗。

○ 摘编自《中华糖尿病杂志》2016 年第 6 期

（刘丽梅）

—— 专家简介 ——

刘丽梅

刘丽梅，医学博士、二级教授、研究员、博士生导师，上海交通大学附属第六人民医院、上海市糖尿病研究所副所长。中华医学会遗传学分会委员、上海市医学会医学遗传学专科分会副主任委员、内分泌专科分会委员。率先发现"首个中国青少年的成人型糖尿病（MODY）致病基因"，率先提出"*PPARG* 基因突变与吸烟相互作用促进糖尿病肾病发病"的假说。

三十四、孩子他怎么就会得多动症呢

"我的孩子怎么整天闹个不停，连十分钟都坐不住，是不是得多动症了?"在日常生活中，经常会有家长朋友提出这样的问题，大家都希望自己的孩子能专心致志地学习，一旦发现孩子不怎么听话，做什么事情都三分钟热度，就不免担心起来，而家长们往往第一个想到的就是多动症。多动症的学名是注意缺陷与多动障碍，在它的名字里已经把它的主要特征给说清楚了，一个是注意力不集中，一个是好动。现如今，患有多动症的孩子人数并不少，据估计，在学龄期儿童里，它的发病率高达 6%～9%。

在家长把自己的孩子带到医院，医生给孩子做完检查并告诉家长孩子确实是多动症时，家长往往会问:"这孩子怎么就会得多动症呢?"确实，多动症的病因到目前为止都还是扑朔迷离的，我们姑且只能说它不是由某个确定无疑的病因所导致的，而是在孩子的成长过程中，由许许多多不同因素互相作用、互相影响所导致的一个综合性的结果。而在这些因素中，有一个因素很值得注意，那就是遗传因素，就像孩子的长相，总说是从父母的模子里刻出来的，那么多动症是不是也跟这个有关系呢?

对于一种疾病遗传因素的研究往往有几种办法，一种是研究这个疾病在某个家族里的患病情况，如果一个家族里发生同一种疾病的比例越高，就说明这个疾病的家族聚集性越强，也就反映了遗传因素在这个疾病的发生发展中扮演了重要作用。而对于多动症的家系研究则发现，多动症确实具有明显的家族聚集性，在多动症患儿同父母的兄弟姐妹中，多动症的患病率高达 50%，而在不同父母的兄弟姐妹中这一比例则仅为 14%。除此之外，还有两种方法可以用来研究疾病的遗传作用，一种是研究双胞胎，一种是研究寄养子。对于同卵双胞胎而言，他们有着完全一样的基因，那么如果双胞胎里面总是两人同时患某种疾病，就说明这个疾病的遗传性是很强的。而对于寄养子而言，他们的基因因为是和寄养家庭不同的，所以如果寄养子和寄养家庭中的成员同时患某种疾病的比例越高，就说明环境因素在这个疾病的发生中发挥了很重要的作用，相比而言，遗传因素的作用就会减弱了。那么，让我们回过头来看看对于多动症究竟是怎么一个情况。研究者们发现，如果同卵双胞胎里有一个得了多动症，那么另一个患有多动症的比例竟然高达 51％～64％;而在异卵双胞胎(通常所说的龙凤胎也是异卵双胞胎的一种类型)里面,这个比例则只有 33％左右。对于寄养子的研究则进一步肯定了这一结论。

由此可见,在多动症的病因中,遗传因素确实起到了很大的作用。据估计,多动症的遗传度高达 0.7～0.8,简单而言,这也就意味着,遗传因素在多动症的发生发展中起到了 70％～80％的作用,而环境因素仅占 20％～30％。当然了,我们是否就可以据此说,一个得过多动症的人,他的孩子就一定会是多动症呢?这倒也不一定。虽然在多动症的病因中,遗传因素起到了绝大部分的作用,然而仍旧不是百分之百的结果。多动症毕竟不同于其他单基因疾病完完全全由某一个基因的突变所决定的。基因只是类似于一片土壤,土壤有肥沃有贫瘠,但那都是相对的,在相对贫瘠的土壤上未必就长不出参天大树,而在肥沃的土地上,也有可能杂草丛生。一些先天因素我们往往是无法改变的,然而贫瘠的土壤也可以通过后天的灌溉而一点点肥沃起来。因此,在多动症的病因中,后天的环境因素也是不容忽视的,并且这部分也是目前为止我们能够设法去改变的。在这些环境因素中,有一些是家庭的因素,比如家庭暴力、虐待、家庭贫困、住房拥挤、忽视孩子的物质和心理需求等等,也有一些是非家庭的因素,比如学校风气不正、学习观点不明确、学习压力过重、过分强调分数而忽视心理健康等等。对于这些环境因素,不管是做家长的还是做老师的,都应该予以重视,只有做好自己力所能及范围内的,才能尽可能地减少多动症的发生。

(徐一峰)

—— 专家简介 ——

徐一峰

徐一峰,主任医师,上海市精神卫生中心院长。主要研究方向为重症精神障碍的生物学及社会医学研究。

三十五、"星星的孩子"

对于普通人来说，自闭症是一个神秘的精神疾病。普通人往往将不善交流、性格孤僻与自闭症相联系。自闭症儿童难以理解普通人的交往方式，他们就像是来自于其他星球一样，拥有着一套独特的思维和行为模式，因而被称为"星星的孩子"。而随着近年来社会各界不断推进自闭症的科普宣传，人们开始逐渐了解这个精神疾病背后的发病机制和遗传机制。

自闭症究竟是如何产生的呢？

这个问题自自闭症于 20 世纪 40 年代被 Kanner 医生识别出以来，就一直存在着争议。Kanner 医生本人坚持环境起源说，他认为，自闭症的产生是由于儿童幼年时缺乏父母的照料而引起的，父母的冷漠、疏离会导致自闭症。还有研究提示，自闭症可能与饮食有关，母孕期摄入食物中的有害物质，包括一些不良的饮食习惯以及胎儿对于营养物质的代谢，都有可能会影响胎儿大脑的发育，最终导致自闭症。还有一些观点认为自闭症与母孕期的病毒等微生物感染有关，包括风疹病毒、疱疹病毒、梅毒螺旋体、弓形虫等。酒精、镇静剂等的摄入也被认为可能增加自闭症的患病风险。

而与环境起源说相对的是遗传学说。家系研究显示出自闭症的家族聚集性，有些家庭甚至生了几个孩子都患有自闭症。此外，自闭症的直系家属也表现出诸如人际障碍、语言障碍等自闭症常见表现。而自闭症双生子研究的结果发现，同卵双生子的自闭症共患率要远高于异卵双生子，提示自闭症具有遗传特性。如果说自闭症与遗传有着如此密切的联系，但在其中起关键作用的，究竟是哪些基因呢？相关的研究表明，自闭症是多基因控制的遗传疾病，与 20 条以上的染色体相关。而近年来，科学家们已经陆陆续续地发现了与自闭症相关的 100 多个变异基因和 40 多个基因组合，但只有 2％～3％的患者能被已知的基因突变解释。

对于自闭症可能的致病机制，神经影像学的相关研究还显示，自闭症患者存在着区域性的脑发育异常，主要表现在某些区域的过度发育（皮质、白质、边缘结构、杏仁体等）和萎缩（胼胝体等）。近年来的相关研究还提示，自闭症与大脑功能连接的异常相关，但目前还无法了解这些异常与自闭症的临床症状有何种程度的关联。还有一些研究发现自闭症患者还存在神经中枢系统中神经递质的功能失调现象。

　　自闭症给患者和其家庭带来了巨大的负担和痛苦，而且患病数量仍在持续增长。相关数据显示，我国目前有超过 1 000 万的自闭症患者。虽然对于自闭症的病因研究在众多学者的努力下，逐渐取得了令人欣喜的进展，但该疾病确切的发病机制仍然不明，目前普遍认可的观点是，自闭症是遗传与环境交互作用形成的疾病。自闭症的康复治疗，任重而道远，需要社会、社区和家庭的共同协作努力，做到早诊断、早干预，帮助自闭症患者适应社会。

（徐一峰）

三十六、沉默的"杀手"——抑郁症有关遗传的那些事儿

我们在生活中常听到"抑郁"这个词,但是抑郁症与日常生活中的"抑郁"不同。简而言之,抑郁症患者会抑郁,但抑郁不等于抑郁症。抑郁症是一组复杂的症状群,而不只是单纯的情绪低落。并且,抑郁症还具有生理易感性,同时这些易感性还可以影响个体与外界环境的相互作用,反馈到自身从而表现出一系列我们称之为"抑郁症状"的动态过程。

抑郁症包括心境低落与其处境不相称,情绪的消沉可以从闷闷不乐到悲痛欲绝、自卑抑郁,甚至悲观厌世,严重者可有自杀企图或行为。抑郁症严重危害患者的工作、学习、家庭等方面,还对社会经济造成损害。

抑郁症的遗传

什么是遗传?遗传一般是指亲子之间以及子代个体之间性状存在相似性,表明性状可以从亲代传递给子代,这种现象称为遗传。简而言之,就是你父母拥有的特点,也会在你身上发现。那么抑郁症会不会遗传?答案是不一定。虽然每一种精神疾病或多或少都和基因有紧密的联系,携带了某些基因的人更容易患抑郁症。调查也发现,抑郁症患者的亲属患本病的概率比一般人群的概率高出 10～30 倍,而且血缘关系越近发病的概率越高,关于对抑郁症所导致的自杀死亡的研究也得出了相似的结论。但是否父母得了抑郁症,子代就一定会患病呢?答案是:不一定。研究资料表明,抑郁症患者有阳性家族史者高达 40%。据国外报道,抑郁症患者亲属中患抑郁症的概率为:一级亲属(父母、同胞、子女)为 14%,二级亲属(伯、叔、姑、姨、舅、祖父母或孙子女、甥侄)为 4.8%,三级亲属(堂、表兄妹)为 3.6%。上述现象均说明抑郁症与遗传因素有关,但是这仅能说明抑郁症有一定的"遗传倾向性",它与遗传还是有本质的区别。遗传因素在抑郁症中约占到 30%,抑郁症还有其他病因,包括心理因素和社会因素,比如早年的家庭教育、社会变迁等。也就是说,家人与自己共同患有抑郁症,可能是在社会关系与环境中相互影响的结果。有些在幼年期因父母培育不当、家庭环境不良,而形成素质缺陷和性格障碍。父母对孩子的过分娇宠溺爱,管教方法的

不当,或家长意见不一,对孩子的成长不关心和放任等,对儿童的心理健康均十分有害。不同的人对不同刺激产生不同反应,同样的心理刺激,许多人有耐受力,而有的人却发病。这也与父母的早年教育及影响有关。总而言之,抑郁症具有遗传倾向性,但是早期的教养与社会环境更具有深远的影响。

遗传学研究开拓诊断与治疗思路

对抑郁症的遗传学研究为我们更好地研究抑郁症患者提供了思路,可以通过检测基因确认高危易感人群,在人群中找到那些容易患病的人,并进行早期干预。值得一提的是,基因不仅仅是指对疾病的遗传,还影响个体与外界环境的互动,因此对于抑郁症不可以简单地认为其不良的调节功能和性格,更要明白,一些先天所具有的特质也造成了一个人后天更容易罹患抑郁症,而这概率是随机的,就如一个人不知道自己会出生在什么样的家庭,无法预知和选择。遗传研究为患者降低病耻感,更有利于患者积极寻求治疗,越早治疗则越有益于疾病早日康复。关于抑郁症的诊断,精神科医生还停留在症状学诊断层面,也就是根据患者或相关人士提供的症状表现等信息来判断一个人是否符合抑郁症诊断。在生物医学技术如此发达的现代,这种诊断方式可谓是古老而又落后的,不仅难以排除不同医生主观的影响,对症候群的评估过程也是极其费时费力的——诊断一个患者短则十分钟,长则数天数月。遗传学研究让人们看到疾病诊断可能的有力证据以及快速诊断的希望。随着近年来对精准医学对以人为本的强调,抑郁症个体化治疗顺势而为。我们可以根据检测基因,预测患者对药物代谢的反应快慢,从而推测患者对药物的疗效反应以及发生副作用的风险。这不仅可以让患者在治疗中更加舒适,对宏观的卫生经济支出也有一定的正面影响。

然而,抑郁症是一系列复杂症状的综合表现,而不是单独一个基因、神经递质、神经细胞、心理模型或者旅游一趟就能解释或解决的。基因组决定了生物个体,但是个体的大脑的发育和老化很大程度上取决于个体和外界的互动情况——你选择的生活方式、你会遇到的人或事、个体所处的社会环境(如家庭教育、社会经济程度,甚至是性别)。抑郁症不可能通过还原论这种单一、片面的方法来理解和应对。要彻底改善抑郁,甚至打败抑郁这个沉默的"杀手",还要巧妙地利用科技、医疗、人文这三者间相辅相成的作用力。

(崔东红)

三十七、精神疾病的遗传风险

　　迄今为止，大多数精神疾病的病因机制尚未查明，但家族史、双生子和寄养子研究都显示遗传因素在精神疾病的发病中发挥着重要作用。但遗传因素究竟发挥多大的作用以及其确切的作用方式尚不明了。众多研究显示精神疾病是一类复杂性遗传疾病，也就是说，精神疾病存在多个致病基因，但每个致病基因对疾病的发生发挥多大的作用，基因与基因之间，基因与环境因素之间的相互作用对于致病基因的效应会产生多大的影响，都尚未探索清楚。因此，关于精神疾病的遗传方式的探索至今仍是医学界和学术界研究的热点。

　　精神疾病中最常见、危害最大的疾病——精神分裂症，其遗传率高达80％。研究发现，在精神疾病患者的亲属中，精神疾病的发病率明显高于一般人群，且血缘关系越密切，发病率越高，即患病亲属中患病率随亲属等级升高而升高。一般来说，如果有亲属患有精神疾病，其子女就带有遗传易感基因。但遗传易感基因是如何积累引发精神分裂症的机制还不明了，也就是说，并不是所有的子女都会患有精神疾病，但具体发病概率有多大难以确定。寄养子的研究显示：当寄养父母为精神分裂症患者，而亲生父母为正常者时，子女的患病风险未见提高。这显示了遗传因素在精神分裂症的发病中比环境因素更为重要。

　　相比于精神分裂症，重性抑郁障碍等的遗传风险要略低一些。研究表明，环境因素和个人因素对这类疾病的发病起着重要作用。研究显示，良好的家庭环境、健康的性格基础、稳定的社会支持网络都能够成为预防精神疾病的保护因素。在日常生活中可以发现，同样是面对不良的生活事件，如亲人去世、遭遇自然灾害、破产、失恋等，有些人会陷入巨大的情绪危机，甚至患上抑郁症，但有些人却能及时调控，安然面对，这说明精神疾病发病的风险是因人而异的。值得注意的是，近年来抑郁症的发病率逐年增高，而精神分裂症的发病率则相对稳定，暗示社会心理因素在精神疾病的发病中起着越来越重要的作用。

　　正确认识精神疾病的遗传风险，对于减少精神病患者家庭负担、促进精神疾病的康复防治有着重要的意义。

（徐一峰）

三十八、癌症会遗传吗

"肿瘤会遗传吗?""家里有人得癌症,我会不会也得癌症呢?"相信这些问题,经常会萦绕在恶性肿瘤患者家属的脑海中。

"家族聚集"不等于遗传

临床上,常可发现恶性肿瘤患者的直系亲属或家族中的其他成员也有此类或相关的恶性肿瘤病史,这种现象被称为恶性肿瘤的家族聚集现象。不过,一个家族中出现多人罹患恶性肿瘤,并不代表该恶性肿瘤是遗传的,因为肿瘤的发生需要遗传因素和环境因素双重作用。

一般来说,具有家族聚集现象的肿瘤,可分为遗传性肿瘤和遗传易感性肿瘤。首先来说说遗传性肿瘤。由于遗传因素在遗传性肿瘤的发生及发展过程中起重要作用,具有相关遗传因子的人不论所处环境如何,最终几乎都会罹患恶性肿瘤。不过,庆幸的是,遗传性肿瘤仅占家族性肿瘤的一成左右。遗传性肿瘤的代表有:家族性腺瘤性息肉病及遗传性非息肉病性大肠癌。

而遗传易感性肿瘤遗传的却是肿瘤的易感性。肿瘤易感性指在同一条件下,特定人群对于外界刺激更敏感,机体免疫功能低下时,不能及时把突变的细胞消灭在初级阶段,导致肿瘤发生。因此在这类肿瘤遗传的过程中,环境因素起了决定性作用。研究发现,大部分具有家族聚集现象的恶性肿瘤都属于遗传易感性肿瘤。从这些家族中得到遗传基因的人只是"抵抗力"较差,比较容易受环境影响"感染"肿瘤罢了。

警惕"家族性肿瘤"偷袭

恶性肿瘤实际上是多种异常基因共同作用的结果,而多种异常的基因都有可能遗传给下一代。因此,大多数恶性肿瘤都有出现家族聚集的可能性。目前较为明确且研究较多的家族性恶性肿瘤有大肠癌、乳腺癌、卵巢癌、胃癌等。它们通常具有以下几个特点。

(1)肿瘤家族史明显,家族中至少有 2～3 个相关肿瘤患者,或家族中出现多成员患多种恶性肿瘤情况。

（2）父母和子女均罹患恶性肿瘤。

（3）家族中恶性肿瘤患者发病年龄相对较早。

（4）单个器官多位点发病，成双的器官多双侧发病。肿瘤通常表现为多部位同时发病。

（5）家族的恶性肿瘤患者中检出遗传性肿瘤相关基因异常。

如果家族中存在恶性肿瘤患者，且符合上述一项或多项特点，家族其他成员要留心可能来袭的"家族性肿瘤"。

四大具有"家族聚集性"的恶性肿瘤

（1）大肠癌：大肠癌的遗传倾向较为明显，有 20％～30％的大肠癌与遗传有关，其中，约半数为遗传性大肠癌，包括家族性腺瘤性息肉病和遗传性非息肉病性大肠癌。

（2）乳腺癌：乳腺癌作为一种女性中发病率最高的恶性肿瘤，15％～20％具有家族聚集性，其中 5％～10％为遗传性乳腺癌。遗传性乳腺癌常具有以下特点：发病年龄轻、双侧乳腺癌发病、与其他恶性肿瘤（卵巢癌、结直肠癌和前列腺癌等）的发病有关。研究表明，母亲患乳腺癌，姐妹中有人患该病，家族剩下的人中患该病的概率达 50％。

（3）卵巢癌：3％～13％的卵巢癌具有遗传性，其诊断平均年龄为 48～51岁。遗传性卵巢癌最主要的特点为发病年龄轻，双侧卵巢发病，患者家族中可见乳腺癌、结直肠癌、子宫内膜癌等。

（4）胃癌：遗传性胃癌在胃腺癌中占了 5％～10％，其家族聚集倾向仅次于大肠癌和乳腺癌。研究证实，有胃癌家族史的人群，其患胃癌的风险是普通人群的 1.5～3.5 倍。

"家族性肿瘤"防范措施

想要积极防治家族性肿瘤，首先要了解肿瘤的家族病史，这可为家族成员推断自身的患恶性肿瘤种类以及患病概率提供极大帮助。

其次，由于家族性肿瘤大多涉及基因的遗传，而遗传性肿瘤常有早年发病特点，因此，家族性肿瘤患者，特别是遗传性肿瘤患者的家族成员，应当尽早进行相关肿瘤的筛查和监控。例如，遗传性非息肉病性大肠癌患者的家族成员应从 25岁起，每年进行肠镜检查及肿瘤指标检查；乳腺癌-卵巢癌综合征患者家族成员也应从 20 岁后开始宫颈、盆腔、乳腺、血 CA125 等相关检查，必要时可在完成生育后进行预防性器官切除。

　　如果家族中恶性肿瘤患者中有明确的基因异常，其他成员应该进行相关基因检测，以便于进行筛查和干针对性干预。

　　最后，需要指出的是，具有家族聚集现象的恶性肿瘤大多遗传的是对肿瘤的易感性，并不是指家族中其他人一定会患恶性肿瘤。既然"抵抗力"差，那么，患者家族成员要尽量减少与有毒有害物质的接触（如化学性、放射性以及烟、酒等已知具有致癌能力的物质），健康饮食，保证充足的睡眠，进行适当锻炼。除了良好的生活习惯，保持平和的心态也会对防治肿瘤起到一定作用。

（李　丽）

三十九、表观遗传学与肿瘤

表观遗传的概念是在 1942 年由 Waddington 提出。目前,表观遗传通常被定义为 DNA 序列不发生变化而基因表达却发生了可遗传的改变,也就是说基因型未变化而表型却发生了改变,并且这种改变在发育和细胞增殖过程中能稳定地传递下去。一般来说,细胞的基因组中除了 DNA 和 RNA 序列以外还有很多调控基因表达的信息,虽然它们本身不会改变基因的序列,但是可以通过对 DNA 的修饰,蛋白质与蛋白质、DNA 与其他分子间的作用,影响和调节基因的功能,并且通过细胞的分裂和增殖周期影响遗传,而这些都是属于表观遗传学研究的范畴。

表观遗传修饰主要包括 DNA 以及一些与 DNA 密切相关的蛋白质(如组蛋白)的化学修饰,另外某些非编码的 RNA 也在表观遗传修饰中起着重要的作用。因此,表观遗传修饰能从多个水平上调控基因的表达。①DNA 水平:DNA 共价结合修饰基因,使序列相同的等位基因处于不同修饰状态,例如 DNA 甲基化;②蛋白质水平:通过对蛋白质的修饰或改变其构象实现对基因表达的调控,例如组蛋白修饰;③染色质水平:通过染色质位置、结构的变化实现对基因表达的调控,例如染色质重塑;④RNA 水平:非编码 RNA 可通过某些机制实现对基因转录以及转录后的调控,例如 RNA 干扰等。以上几个水平之间相互关联,任何一方面的异常都将影响染色质结构和基因表达。因此,表观遗传对人体组织中多种类型细胞的生长和分化都是至关重要的,表观遗传学的异常与人类一些疾病,如肿瘤的发生发展密切相关。

现有研究表明,肿瘤的发生是一个涉及遗传和表观遗传改变的多步骤过程,正常细胞的恶性转化常与表观遗传改变相关联。正常的 DNA 甲基化对于维持机体的功能是必需的,如基因印记、X 染色体失活、细胞分化、胚胎发育等等;而异常的 DNA 甲基化则会引发疾病的发生,异常 CpG 的重新甲基化通常被认为是人类癌症发生的一个早期特征。DNA 以染色质的形式存在于细胞核中,而组蛋白是染色质的基本结构蛋白,组蛋白的 N-末端可通过共价修饰作用发生乙酰化、甲基化、泛素化以及磷酸化等翻译后的修饰,组蛋白修饰的异常将引起相应的染色体结构和基因转录水平的改变,进而影响细胞周期、分化及凋亡,并可导致肿瘤的发生。动态的染色质重塑是大多数以 DNA 为模板的生物学过程的基础，比如基因的转录、DNA 的复制与修复、染色体的浓缩以及分离，而这些生物学过程的混乱都与肿瘤的发生发展直接相关。同理，非编码 RNA 调控是一种重要的基因表达调控方式，对细胞生长和修复非常重要，它的异常也可导致肿瘤的发生。因此，现有研究认为肿瘤是由遗传和表观遗传共同调控的疾病。

由于表观遗传修饰是可逆的，且可以调控，这就为肿瘤治疗提供了一个新的方向。目前肿瘤表观遗传治疗的主要研究内容包括 DNA 甲基转移酶和组蛋白去乙酰化酶抑制剂的研制以及靶向诱导 DNA 甲基化等，而近年所发现的 RNA 干扰现象和小干扰 RNA 在哺乳动物细胞中的应用，为肿瘤特异性治疗途径提供了新的工具。目前，已有 DNA 甲基转移酶抑制剂阿扎胞苷、地西他滨和组蛋白去乙酰化酶抑制剂伏立诺他、罗米地辛成功应用于肿瘤患者的临床治疗。从表观遗传现象的认识到对表观遗传学的深入研究，一幅完整的表观遗传学蓝图已经展现在世人的面前，激励着人们去探索这片有着巨大潜力的前沿领域。

（张　毅）

四十、基因突变与乳腺癌

  随着社会经济的发展，乳腺癌这个在欧美发达国家被称为"第一红颜杀手"的肿瘤，近十年来在我国的发病率和死亡率也逐年上升。国际癌症研究所(IARC)发布的 2012 年全球癌症报告(Globocan 2012)显示全球每年新发癌症病例将达 1 406.8 万，主要分布在欧美等发达国家，每年因癌症死亡的病例将达到820.1 万。其中乳腺癌位居女性癌症发病之首，全球每年新发乳腺癌病例约167.1 万，每年约 52.2 万人死于乳腺癌，发达国家的乳腺癌发病率相对发展中国家更高。

  近年来相关研究表明乳腺癌的发生与基因突变有着密切联系。当提起美国好莱坞著名影星安吉丽娜·朱莉时，人们会不由得想起乳腺癌与 *BRCA1*。朱莉在 2013 年做了双乳切除术，这可谓事出有因，她在《我的医疗选择》一文中说到她的母亲被卵巢癌折磨了十年最终去世，自己通过基因检测确定携带遗传缺陷基因 *BRCA1*，这使得她患乳腺癌的概率高达 87%。于是安吉丽娜·朱莉在2013 年做了预防性双乳切除手术，她的这一举动在全球引起"安吉丽娜·朱莉效应"，更多的女性开始关注乳房健康。乳腺癌在万千女性中留下了不小的阴影，但在恐惧之余我们还是应该科学地看待 *BRCA1* 的基因缺陷与乳腺癌的关系。

  首先我们来了解一下什么是乳腺癌。女性乳房由皮肤、纤维组织、乳腺腺体以及脂肪组织构成，如果乳腺腺体上皮组织发生恶变，即正常的乳腺细胞在多重因素的作用下发生变异，丧失正常细胞的特征和功能的同时开始恶性增生。正常细胞突变为癌细胞后失去了其原有的功能，它的寿命也不再受到限制，可以无限地分裂增殖。癌细胞无休止地生长分裂与周围正常的细胞争夺营养，不仅无法行使原来的功能，还影响周围正常细胞的生长。那么是什么原因导致了细胞的这种变化呢？目前的研究表明乳腺癌的发病原因与年龄、月经史、孕产史和哺乳史有关，但是，最值得关注的是遗传因素。

  我们知道朱莉的医生告诉她由于检测到基因的突变，她患乳腺癌和卵巢癌的概率大大增加。这种基因于 1990 年被科学家发现，它是一种直接与遗传性乳腺癌有关的基因，命名为乳腺癌 1 号基因(*BRCA1*)。1994 年又发现了另外一种与乳腺癌相关的基因,命名为 *BRCA2*。*BRCA1* 基因定位于 17q21,具有 24 个外显子,编码 1 863 个氨基酸,在 DNA 损伤修复和转录调节中具有重要作用。*BRCA2* 基因定位于 13 号染色体 q12～q13,具有 27 个外显子,编码 3 418 个氨基酸。*BRCA2* 基因主要通过同源重组和同源重组为基础的 DNA 断链修复,在细胞生长和 DNA 损伤监测点控制中起作用。实际上 *BRCA1* 和 *BRCA2* 是两个抑癌基因,所谓的抑癌基因是可以抑制肿瘤发生的基因。当这种基因的序列发生突变,这一抑制功能会丧失,正常细胞将有机会转变为癌细胞。*BRCA1* 和 *BRCA2* 基因表达的蛋白参与 DNA 的修复,当其发生突变或缺陷时,编码的蛋白质会下降,可导致染色体不稳定,促进细胞增殖,阻止细胞正常分化,从而促进肿瘤的发生。*BRCA1* 和 *BRCA2* 发生突变时,抑制功能发生改变,人体乳腺细胞转化为癌细胞的概率大大增加。

纵然乳腺癌的发病率高,但我们有多种手段可以早期发现、早期预防。朱莉接受的基因检测属于乳腺癌病因预防(一级预防),其敏感性较高,但基因检测费用昂贵,所以这种一级预防在人群中推广不佳。因此乳腺的早诊断早治疗(二级预防)对于提高乳腺癌生存率显得尤为重要,常用的检查方法包括钼靶、活检、雌孕激素受体检查和磁共振成像等。

针对乳腺癌的治疗现在主张采用以手术为主的综合治疗。除了手术治疗,化学药物治疗、内分泌治疗、放射治疗等也可以减轻患者的病情。但值得注意的是相关研究表明突变 *BRCA1* 的蛋白表达程度越高,乳腺癌新辅助化疗的治疗效果越差,预后越差。因此,*BRCA1* 基因突变的表达程度对于乳腺癌临床治疗策略的制定以及预后的评估尤为重要。另外,乳腺癌的基因靶向治疗也将成为一种新的治疗思路。

乳腺癌是我国女性常见的恶性肿瘤,其发病率呈明显上升趋势。我们应通过倡导定期体检、推广筛查技术和规范化诊治等措施提高乳腺癌的检出率与治愈率。尽管乳腺癌的防治形势依旧严峻,但 *BRCA1* 和 *BRCA2* 基因突变的发现,将为乳腺癌的预防、治疗开拓一个新的领域!

(干德康)

CHAPTER THREE

3

问名医

基｜本｜常｜识｜

1. DNA 到底在哪里，显微镜下能看到 DNA 吗

DNA 又称脱氧核糖核酸，是染色体的主要组成成分。DNA 是一种生物大分子，可组成遗传指令，引导生物发育与生命机能运作。其主要功能是信息储存，可比喻为"蓝图"或"食谱"。其中包含的指令是建构细胞内其他的化合物，如蛋白质与核糖核酸所需。带有蛋白质编码的 DNA 片段称为基因。DNA 是一种长链聚合物，组成单位为四种脱氧核苷酸：腺嘌呤脱氧核苷酸（dAMP）、胸腺嘧啶脱氧核苷酸（dTMP）、胞嘧啶脱氧核苷酸（dCMP）、鸟嘌呤脱氧核苷酸（dGMP）。简单地说，生物的不同特征就是由不同的 DNA 决定的。原核生物中，DNA 是以大型环状 DNA 存在于拟核中，少数 DNA 是以小型环状的形式，称为质粒。真核生物中，DNA 是和组蛋白及非组蛋白结合最终以染色体存在于细胞核中，少量的 DNA 是以小型环状 DNA 形式存在于叶绿体和线粒体中。病毒的 DNA 位于蛋白质外壳内，为线状裸露结构。

以前科学家只能对 DNA 的结构进行间接观察。第一次发现这种双螺旋结构采用的是 X 射线结晶学技术，这项技术根据 X 射线遇到物质后被反弹回来的模式，重建它的结构。但是迪-法布里奇奥等人通过一种新方法让 DNA 现形：制成排斥水的纳米级硅支柱景观，把包含 DNA 片段的溶液加进去，水被很快蒸发掉，只剩下 DNA 像拉紧的绳索一样延伸在微小的平台之间。随后他们利用电子显微镜观察捕获到的 DNA 样品图像，可以清晰地看到 DNA 的重复螺旋纹。

（盛　伟）

2. 人类的 DNA 在一生都不会发生变化吗

不是的。人类的 DNA 在一生当中是会被一些物理、化学、生物环境等因素所影响，从而引起一定的改变，DNA 的改变有时候是有利的，是人体慢慢适应外界环境所必需的。然而，有些 DNA 的改变对人体是有害的，比如大自然中的一些射线、有毒化学物质、雾霾等能够引起基因突变，也就是能够导致 DNA 发生

改变,这些改变往往是致癌的。

一般来说,DNA 具有双螺旋结构,是比较稳定的,但在复制和转录时会解旋,此时的 DNA 较易发生变异。基因突变会产生新的基因,对生物进化有重要意义,基因突变就是 DNA 变异的一个实例。虽然 DNA 突变率较低,但由于人的细胞较多,所以几乎每个人都会有一定数目的 DNA 变异,只不过不一定对人产生显著的影响。如果基因不变的话生物就不会进化了。

人的 DNA 在一生之中是会发生改变的,这也是达尔文的进化论学说中比较重要的一个理论。现代生物科学的发展,对生命起源、物种分化和形成等进化的理论研究有了进一步发展:生物最初从非生物进化而来,现代生存的各种生物,有共同的祖先,在进化过程中,通过变异、遗传和自然选择,生物从低级到高级,从简单到复杂,种类由少到多。

(崔东红)

3. 骨髓移植是否会改变人的 DNA

提到骨髓移植,很多人都会联想到白血病。但是,骨髓移植不只是用于白血病的治疗,如先天性再生障碍性贫血、获得性再生障碍性贫血、地中海贫血、部分恶性实体瘤及自身免疫性疾病等治疗都会用到骨髓移植。那么,骨髓移植真的是将别人的骨髓移植到患者身上吗?会不会改变患者本身的 DNA 呢?

骨髓移植,也称为造血干细胞移植,是通过静脉输注造血干/祖细胞,重建患者正常造血与免疫系统,从而治疗一系列疾病的治疗方法。移植所需细胞不仅可来源于骨髓,也可以来自于被造血因子刺激的外周血或脐带血。

人体有很多干细胞,分别具有不同的分化能力。造血干细胞属于单能干细胞,只能分化并形成血液细胞和免疫细胞。因此,骨髓移植只是将供体的造血干细胞移植到患者体内,帮助患者重建造血系统及免疫系统。因此,移植成功后,患者新生的血细胞和免疫细胞的 DNA 会和供体相同,但患者其他系统和脏器,诸如肝脏、心脏、大脑的 DNA 并不会改变,还是患者本身的 DNA。

(吴震溟)

—— 专家简介 ——

吴震溟

吴震溟,上海交通大学医学院附属仁济医院妇产科副主任医师,仁济医院南院产科病区主任。主要从事产科内分泌疾病治疗和产前咨询。

4. 同卵双胞胎长得非常像，是否具有相同的DNA

生活中，我们见到很多双胞胎长得非常相像，甚至他们的父母都很难分辨。那么，同卵双胞胎是否具有相同的DNA呢？答案当然是否定的。

同卵双胞胎，也称为单卵双胞胎或同卵双生，是由一个精子与一个卵子结合产生的一个受精卵，这个受精卵一分为二，形成两个胚胎。由于他（她）们出自同一个受精卵，接受完全一样的染色体和基因物质。理论上看，接受相同的遗传物质，DNA应该是一样的才对。

但是，DNA序列在生长发育过程中受到很多因素的影响，比如物理、化学因素会导致DNA序列发生突变，环境因素导致DNA序列发生不同的表观遗传修饰。这里表观遗传是指DNA序列虽然没有变化，但是基因的表达会表现出一定的差异，并且这种差异是可以稳定遗传的。

机体的生长和发育是在一个复杂的环境下进行的，要面对不同的环境因素，从而导致DNA序列会发生不同的变化。同卵双胞胎在胚胎发育过程和出生后，面对不同的环境因素的影响，DNA序列会发生不一样的改变，这种改变不是同步发生的，也是不可预测和控制的。因此，同卵双胞胎的DNA会非常相似，但不会完全相同。

有研究发现，在胚胎发育早期，同卵双胞胎平均会有360多个基因的差异，并且这一差异会随着年龄的增长越来越明显。因此，同卵双胞胎的DNA不是完全相同的，并且随着年龄的增长，面对不同的环境，DNA的差异会越来越大，性格、健康等各方面的差异也会越发明显。

（吴震溟）

5. 从遗传角度来看，生男生女一样吗

中国从农耕文明发展到工业文明，以及现代科学观念及社会变迁的影响，重男轻女的思想逐渐退出历史舞台，男女平等逐渐成为主流文化。从遗传学角度分析，生男生女是否完全一样，不需要做特别的考虑呢？

生育观念受到经济、文化和社会条件的多重影响，在传统经济条件下变现为"多子多福""养儿防老"的传统生育观念；随着社会的不断发展，进一步转变为

"少生优生""生男生女一样好"的现代生育观念。考虑到优生优育，涉及某些遗传病遗传概率，生男生女在某些情况下是有所区别的。

性染色体上基因突变导致的遗传病，为伴性遗传疾病。如果父亲 Y 染色体上基因突变导致疾病，那么建议这样的父亲优先选择生育女孩。如果考虑是 X 染色体基因导致的显性遗传病，如果是母亲 X 染色体含有此突变，这样的夫妻生男生女，孩子患病的概率是一样的；如果是父亲的 X 染色体含有此基因突变，那么建议这样的夫妻优先选择生男孩，因为男孩的 X 染色体均来自母亲。如果妻子患 X 染色体的基因突变导致的隐性遗传病，建议这样的夫妻生女孩，女孩不会患病，男孩理论上必定会患病；如果丈夫患 X 染色体的基因突变导致的隐性遗传病，生男生女都一样，理论上子女都是健康的。

总体来看，如若夫妻双方不携带性染色体导致的遗传病，这样的夫妻生男生女都是可以的。如果一对夫妻中有一方或双方携带性染色体的遗传病，就需要考虑实际疾病遗传特点，做具体分析。

由于人口老龄化、人口红利不断减少制约经济发展、性别比例失衡、婚姻市场失衡和家庭结构变化等一系列问题的出现，每个家庭都要树立的正确的生育观，优生优育、不重男轻女、不重女轻男。

（杨　富）

—— 专家简介 ——

杨　富

杨富，海军军医大学医学遗传学教研室副教授、主任。主要研究方向为 lncRNA 参与的表观遗传学修饰、基因组拷贝数变异等经典遗传学的调控方式。

6. 夫妻的身高不高，子女以后会很矮吗

身高是一个人最为明显的外部基本特征，即从头顶到脚的垂直距离，身材过高或过矮都会对生活产生一定影响。那么我们的最终身高是由什么所决定的呢？目前研究表明，身高是由环境和遗传因素共同决定的，遗传因素对身高的影响较环境因素更大。不同的民族和地区，遗传因素对身高的影响程度不同，不同人群中遗传因素对身高的影响程度为 $55\%\sim90\%$，中国汉族人群中遗传因素对身高的影响程度为 64.7%。但是对于那些因为遗传物质异常而导致的身材矮小的父母，孩子身材矮小的可能性更大。因此，关于孩子身高的问题，可以向医

生咨询。

如何能让孩子长高点呢？决定孩子身高的因素是多方面的，先天遗传因素是无法在出生后改变的。而后天性的营养、运动锻炼、睡眠及精神状况等方面是可以控制的。孩子出生后的第一年和青春期，身高增长最快，因此在这两个时期父母要给予更多的重视。1 岁以内的孩子，母乳喂养十分重要。营养因素中优良蛋白质（如动物蛋白、奶制品、大豆、鸡蛋）在身高的增长中有更重要作用。我国青少年的身高自 1950 年以来平均每 10 年增长 1～2 厘米，而日本自 1950 年以来平均每 10 年增长 4.8 厘米。日本之所以能长期维持大幅度身高增长，与膳食中优良蛋白质比例升高有关。还应注意保证营养均衡。

生长激素的分泌高峰出现在孩子睡眠时——晚十点以后，而且持续较长时间，希望孩子长高，一定要在晚上十点以前入睡。多到户外运动也可促进身高的增长。

（王慧君）

7. 长寿老人真的有长寿基因吗

长寿，一直是古今以来很多人的追求。我国许多经典故事和历史记载都反映了人们对长寿孜孜不倦的追求。

长寿其实离我们很近，如今七八十岁的老人已经很常见，活到九十岁也是司空见惯。而长寿也往往会出现一种聚集现象，如某个地方长寿的人特别多。我国有 76 个长寿之乡，比如广西巴马、江苏如皋等都是大名鼎鼎的长寿之乡。

在生物学里，研究遗传因素，最简单的方法就是用家系，特别是通过双胞胎来研究。经多方面研究，我们发现长寿的确存在遗传因素，这个遗传因素的影响程度大概是 25%～30%。

学术界对长寿基因这个称法有很大的争议。不过，作为科普，我就直接把这些基因认为是长寿基因了。追溯到 20 世纪 30 年代，科学家就发现饥饿的小鼠寿命远超过其他小鼠。饥饿或能量限制可以获得长寿，这个现象已经从细胞到线虫，到果蝇，到小鼠，到猴子的常规模式生物里全部获得了验证，甚至包括人类。

饿饥或能量限制可以激活一系列的信号通路，这些信号通路上的每一个基因都可以认为是长寿基因。如 Insulin/IGF - 1/FOXO 通路（胰岛素样因子 1 通路）、mTOR 信号通路（雷帕霉素相关通路）、沉默信息调控子（SIR）、衰老相关基因(SAG)和血管紧张素转换酶(ACE)基因、线粒体相关通路等，这些信号通路上的基因都与长寿密切相关。

虽然这里提到了一些长寿基因，但是其最终如何作用到个体实现长寿，仍是需要研究的内容。

（马　端）

8. DNA 亲子鉴定的原理是什么

亲子鉴定是法医物证鉴定的主要组成部分，就是利用法医学、生物学和遗传学的理论和技术，从子代和亲代的形态构造或生理机能方面的相似特点，分析遗传特征，判断父母与子女之间是否是亲生关系。根据鉴定目的的不同，亲子鉴定可以分为司法鉴定和个人鉴定。

人类个体由单个受精卵发育而来，健康人的身体的所有组织、器官都含有相同的 DNA，因此我们可以采集血液、毛发、唾液、口腔细胞及骨头等样本用于提取个体的 DNA，检测十几至几十个 DNA 位点，与进行鉴定的父亲和母亲的等位点进行比对，如果所有位点的等位点均一个与父亲相同，另一个与母亲相同，即可确定亲子关系，如果存在 3 个以上的位点不同，则可排除亲子关系，有一两个位点不同，则应考虑基因突变的可能，加做一些位点的检测进行辨别。DNA 亲子鉴定，否定亲子关系的准确率几近 100%，肯定亲子关系的准确率可达到 99.99%。

DNA 等位点比对判断亲子关系的依据是孟德尔遗传规律，人体中的 23 对染色体中，每对染色体中的一条来自父亲，一条来自母亲，该对染色体上的某个位点的这对等位基因必然一个与父亲的相同，另一个与母亲相同。

（王彦林）

—— 专家简介 ——

王彦林

王彦林，博士，主任医师，上海交通大学医学院研究生导师，上海交通大学医学院附属国际和平妇幼保院产前诊断中心主任，上海市医学会妇产科专科学会围产学组委员、医学遗传学专科分会委员。主要从事遗传性疾病的产前诊断及遗传咨询、胎儿发育异常及复杂性双胎的诊治以及其他常见产科疾病的诊治。

9. 什么样的疾病才是遗传病

遗传病有三大特点。

（1）种类多、发生率不等。目前报道的遗传病已有上万种之多，其中单基因遗传病就有 1 万多种。虽然每种单基因病的发生率仅为百万分之一至万分之一，但人群中各种单基因病的总发生率却可达到 3％～5％。多基因遗传病有 100 余种，发病率都较高，如原发性高血压为 6％，这使得多基因病总发生率高达 15％～20％。染色体病也有 100 余种，如先天愚型（唐氏综合征）等，但发生率较低，仅为 0.5％～1％。不过，将以上三类遗传病加起来，遗传病的群体发生率高达 20％～25％。

（2）显隐性遗传。对于基因病，通常正常基因为显性，异常基因为隐性。因此，如果父母中只有一方的基因异常（隐性基因），而另一方的基因正常（显性基因），那么后代就不是遗传病患者，但却是遗传病携带者。这就是说，只要不是近亲结婚，两个相同隐性基因碰到一起的机会少之又少。因此，基因型不等于表现型，关键看基因是否显性，而显性的本质就是能编码有功能的蛋白质或酶。

（3）伴性遗传。有些基因异常发生在性染色体上，如血友病（出血后不能凝血）、红绿色盲（分不清红色和绿色）等都是 X 染色体上的基因缺陷。由于女性的性染色体组成是 XX，通常情况只有一条 X 染色体携带血友病基因，而另一条 X 染色体携带正常基因，因此女性一般都不是血友病、红绿色盲患者，而是血友病、红绿色盲的携带者。相反，男性的性染色体组成是 XY，Y 染色体不能补偿 X 染色体的基因缺陷，只要母亲是血友病或红绿色盲携带者，儿子注定是血友病或红绿色盲患者。

此外，人的线粒体都来自卵细胞，若母亲患线粒体遗传病，子女必为线粒体遗传病患者，称为母系遗传。

随着科学技术的发展，现代人完全可以识别并筛查遗传病携带者，更容易诊断处于孕期中的遗传病胎儿。只要人们相信科学，积极配合进行产前诊断，就有可能逐步减少遗传病的发生率。

（李　丽）

10. 近亲结婚对后代的遗传影响有多大

我们都知道，在中国，三代以内近亲结婚是违反《中华人民共和国婚姻法》的行为；在日常生活中，大家也都尽量避免近亲结婚，其中蕴含着哪些科学道理？近亲结婚对后代的遗传影响到底有多大？

近亲是指三代或三代以内有共同的祖先。如果他们之间通婚，称为近亲婚配，即近亲结婚。

据世界卫生组织统计，人群中每个人携带 5～6 种隐性遗传病的致病基因。近亲结婚的夫妇，他们从共同祖先中获得更多相同的基因，容易使对生存不利的隐性有害基因在后代中相遇，因而更容易生出有遗传病的后代；在非近亲婚配（随机婚配）中，由于夫妇两人无血缘关系，相同的基因很少，他们所携带的相同隐性致病基因可能性更小，因而不易形成隐性致病基因的纯合体（患者）。由于近亲婚配，在子女得到一对相同等位基因的概率称为近交系数（近婚系数）。

婚配类型	亲缘级别	近交系数
父母与子女	1	1/4
兄妹	1	1/4
半胞兄妹	2	1/8
叔侄女	2	1/8
舅甥女（姑侄）	2	1/8
表兄妹	3	1/16
堂兄妹	3	1/16

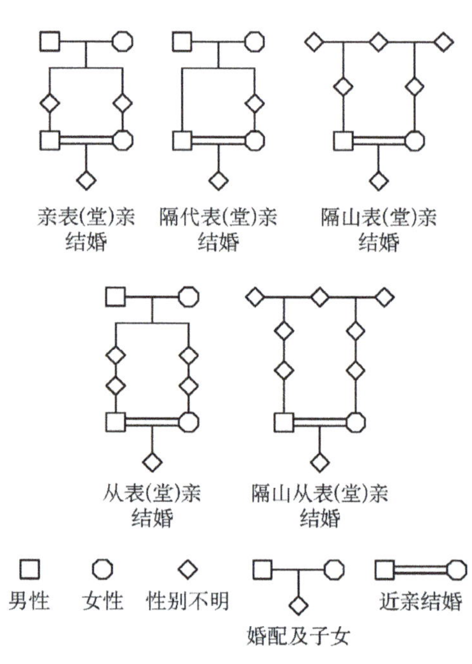

▲ 近交系数表和近亲结婚类型

近亲婚配的危害主要表现为隐性遗传病纯合子患者的频率增高。近亲结婚的风险到底有多大？我们以以下婚配模式来计算：

假设一种遗传病在人群的比例是 1/1 000，非近亲通婚后代患病风险为 $1/500 \times 1/500 \times 1/4 = 1/1\,000\,000$（百万分之一）；一级表亲通婚后代患病风险为

1/500×1/16×1/4＝1/32 000；二级表亲通婚后代患病风险为 1/500×1/64×1/4＝1/128 000；兄妹通婚的后代患病风险为 1/500×1/4×1/4＝1/8 000。与非近亲结婚相比，二级近亲的风险增大 7.8 倍；一级近亲的风险增大 31 倍；兄妹通婚的风险率则是正常随机婚配的 125 倍！因此近亲结婚较非近亲结婚使后代患隐性遗传病的风险增加。尽管从另一个角度说，部分优秀基因也可能强强结合，比如智商相关基因，但是如果没有健全的身体，智商再高也是枉然，所以还是尽量避免近亲结婚吧。

（张　进）

—— 专家简介 ——

张　进

张进，博士，复旦大学上海医学院基础医学院副教授；上海市医学会医学遗传学专科分会青年委员会委员。主要从事出生缺陷发病机制研究。

11. 遗传因素是导致遗传病发生的唯一原因吗

到目前为止，我国是人口数已越过 13 亿的大国。那么，在这么多人口的国家里，人口的素质就成了一个重要的问题，遗传病的发病率逐渐提高，其重要性越来越突出。

遗传病是指由遗传物质发生改变而引起的或者是由致病基因所控制的疾病。遗传病是指完全或主要由遗传因素决定的疾病，常为先天性的，也可后天发病。由于遗传物质的改变，包括染色体畸变以及在染色体水平上看不见的基因突变而导致的疾病，统称为遗传病。

根据所涉及遗传物质的改变程序，可将遗传病分为三大类：其一是染色体病或染色体综合征，遗传物质的改变在染色体水平上可见，表现为数目或结构上的改变。由于染色体病累及的基因数目较多，故症状通常很严重，累及多器官、多系统的畸变和功能改变。其二是单基因病，主要是指一对等位基因的基因突变导致的疾病，分别由显性基因和隐性基因突变所致。所谓显性基因是指等位基因（一对同源染色体相同位置上控制相对性状的基因）中只要其中之一发生了突变即可导致疾病的基因。隐性基因是指只有当一对等位基因同时发生了突变才能致病的基因。第三是多基因病，顾名思义，这类疾病涉及多个基因起作用，与单基因病不同的是这些基因没有显性和隐性的关系，每个基因只有微效累加的作用,因此同样的病不同的人由于可能涉及的致病基因数目上的不同,其病情严重程度、复发风险均可有明显的不同,且表现出家族聚集现象,如唇裂就有轻有重,有些人同时还伴有腭裂。值得注意的是多基因病除与遗传有关外,环境因素影响也相当大,故又称多因子病。很多常见病如哮喘、唇裂、精神分裂症、无脑儿、高血压、先心病、癫痫等均为多基因病。

(张　进)

12.　怎样判断疾病的遗传风险

遗传病在临床上往往表现出这样两个特点,首先,与普通疾病不同,遗传病主要发生在家族内部,不延伸到没有血缘关系的个体;其中,显性遗传病较为明显,一般家族中连续几代都有患者,而隐性遗传病发病较为分散,多呈现为隔代交叉传递。此外,遗传病大多是先天性的,即在新生儿初期即表现出症状,当然也有部分遗传病根据病程的不同,在患者成长的过程中才渐渐表现出病症。

首先,应该咨询遗传咨询师或有经验的临床医生,后者凭经验或通过查阅相关疾病的文献资料,对患者的疾病进行确诊,即查明病因,明确该疾病是否与遗传因素有关,若是在致病原因上与遗传无关,遗传风险也就无从谈起。若是由遗传因素占主导地位引起的遗传疾病,再对该疾病的遗传风险进行评估。

其次,结合基因检测对导致该疾病的基因做一个全面分析,确定该基因的遗传模式、突变类型、突变位置。因为不同遗传病可能有同一致病基因,同一遗传病也可能有不同的致病基因,同时,不同的基因在人群中的传递方式不一样,在患者中的表现也不一样。

总之,疾病遗传风险的评估依赖于临床医生、遗传咨询师、基因检测机构和受检者本人的共同努力。

(王　芳)

13.　线粒体遗传病有什么特点

线粒体是位于有核细胞的细胞核外的一种重要的细胞器,与机体能量代谢及许多中间代谢有关。其形态、大小、数目随细胞种类而异。

线粒体也具有 DNA 和遗传性。线粒体病是指线粒体 DNA 缺陷,即线粒体 DNA 重复、缺失或突变造成的疾病。由于卵子中有数以万计的线粒体,精卵结合时精子的线粒体被留在卵子外，因此线粒体遗传病呈母性遗传方式，子代男女两性均可患病。

常见的线粒体病有神经系统疾病及肌病，如氨基糖苷类药所致耳聋、Leber遗传性视神经病、线粒体脑病-乳酸血症-卒中样发作综合征、肌阵挛癫痫-破碎红色肌纤维综合征、Karns-Sayre 综合征、Leigh 病及肉碱缺乏综合征等。

就发病年龄而言，从新生儿到成人均可发病。他们共同的临床表现为智力、运动发育迟缓，智力低下，身材矮小，肌张力降低。血液乳酸及丙酮酸的测定有助于诊断，肌肉活检可进一步帮助确诊。目前对这组疾病仅仅是对症治疗。

对线粒体遗传病的诊断目前主要依靠临床症状，以及血液乳酸值、眼底、颅脑核磁共振成像、肌肉功能等检查，最后的确诊仍需借助线粒体酶定量分析及基因检查。

（孙路明）

—— 专家简介 ——
孙路明

孙路明，博士，主任医师，副教授，博士生导师；上海交通大学医学院附属第一妇婴保健院胎儿医学部主任及产前诊断中心副主任。现任国际妇产联盟（FIGO）母婴健康安全委员会委员，中华围产协会胎儿医学学组委员及秘书，中国遗传学会遗传咨询分会顾问，上海围产学会委员、上海市医学会围产医学专科分会、医学遗传学专科分会、罕见病专科分会委员。

14. 为什么线粒体遗传病多与脑部、肌肉有关

线粒体是细胞中重要的细胞器，它是细胞的发电厂，通过氧化磷酸化过程将糖、脂肪、蛋白质等营养物质转化为生物体可利用的高能化合物 ATP，从而提供细胞内各种物质代谢所需要的能量。

线粒体中也含有遗传物质，人类线粒体 DNA 是环状双链分子，含有 37 个基因，这些基因主要编码呼吸链及与能量代谢有关的蛋白，线粒体呼吸链是有氧代谢必需的和最终的通路。线粒体 DNA 缺失或点突变使编码线粒体氧化代谢过程必需的酶或载体发生功能障碍，导致糖类和脂肪酸等不能被线粒体充分利用，从而使 ATP 的合成受阻，细胞缺乏 ATP 会导致一系列的代谢紊乱疾病。

代谢越旺盛的细胞含有的线粒体数目越多，如参与运动的肌肉细胞和经常

思考问题的大脑细胞。因而在线粒体出现功能障碍时，往往那些越依赖于有氧代谢的组织和器官，如心、脑和肌肉等越先受累，而且症状突出。因而由线粒体基因缺陷导致的遗传病往往与脑和肌肉相关。

（孙路明）

15. 为什么染色体数量异常会导致极其严重的疾病

随着遗传性疾病检测技术的推广和普及，我们对染色体异常引起的疾病越来越了解。其中，由染色体数目异常导致的疾病因其发病率高、临床表现严重而为越来越多的人重视。

染色体是细胞核重要的组成成分，而细胞作为最基本的组成单位构成了各种各样的生命体。此外，染色体也是基因的载体，储存着生命体全部的遗传信息，进而调控生命体生、老、病、死等一切生命现象。生命体的正常运行得益于机体整体调控下基因的正常表达，凡是造成基因异常表达的因素，都会导致机体生长发育异常，其中绝大多数会致病。

染色体数量的异常会使原来正常的生命体出现异常的基因表达，进而引起异常的机体发育。因为一个染色体往往承载着很多的基因，故其数量异常往往会引起很多基因的表达异常，并且这种异常从机体发育阶段就一直存在，因此一般会导致非常严重的后果。

唐氏综合征，也称为 21 三体综合征、先天愚型或 Down 综合征，是由于多了一条 21 号染色体而导致的疾病。60％患儿在胎内早期即流产，存活者表现出明显的智能落后、特殊面容、生长发育障碍和多发畸形。由此可见，染色体数量异常引起的疾病往往会呈现出比较严重的临床表现。

在生活中，我们应该重视染色体数量异常导致的疾病，强化民众对疾病的认识及产前诊断必要性的认识，做到早筛查、早知道、早治疗。

（孙路明）

16. 常染色体遗传病一定与性别无关吗

人的染色体一共分为两类：常染色体和性染色体。人的性染色体是指携带有性别遗传基因的两条染色体，正常男性的性染色体为一条 X 染色体和一条 Y 染色体，而正常女性的性染色体为两条 X 染色体。除了 2 条性染色体外，正常人还有

22 对(44 条)对性别不起决定性作用的染色体,这 22 对染色体就叫作常染色体。

　　常染色体遗传病就是指致病基因位于常染色体上的一类可遗传的疾病。一些常染色体遗传病与性别无关,即该病在男性和女性间的发病率是一样的。但是,某一些常染色体遗传病的发病却是和性别有关的。例如符合从性遗传的一类常染色体遗传病就是如此。从性遗传指的是基因位于常染色体上,但是该基因的杂合子在不同性别中,个体出现的表型是不同的,这是由于个体体质上的性别差异的影响。在日常生活中,早秃就是一个非常典型的例子。与早秃相关的基因位于常染色体上,符合常染色体显性遗传的模式。在男性中,早秃基因杂合子就会出现早秃的表型;而在女性中,只有基因纯合子,女性才会出现早秃而且症状相较于男性会轻。

　　因此,人类的遗传病通常具有非常复杂的发病模式,而常染色体遗传病也不一定与性别无关。

(王彦林)

17. 为什么没有缺陷的夫妻会生出有缺陷的子女

　　十月怀胎,一朝分娩。每对准备怀孕的准爸妈都想生出健康、聪明的宝贝,然而,出生缺陷并不少见。但是,我们经常会发现父母双方没有缺陷,生出来的宝宝却有缺陷,这是什么道理呢? 其实出生缺陷发生的原因非常复杂,既有遗传因素的作用,也有环境因素的影响。

　　从基因的角度来说,人类的基因都是成对的,叫作等位基因,其中一个来自父亲,另一个来自母亲,有时候这对等位基因控制的性状是相同的,有时候是不同的,不同的时候能够表现出来的性状叫作显性性状,只有在相同的时候才能表现出来的性状叫作隐性性状。遗传上有一类遗传病叫作隐性遗传病,导致疾病发生的基因控制的性状是隐性性状,也就是说只有这一对等位基因都能导致疾病发生,患者才表现出疾病的症状。有些父母本身只携带了一个隐性遗传病的致病基因,没有表现出缺陷来,但是他们有可能把自己携带的这一个隐性遗传病的致病基因传递给自己的宝宝,导致宝宝带有了成对的隐性遗传病的致病基因,就会表现出缺陷的症状。研究发现,我们平均每个人都携带 2.8 个隐性遗传病的致病基因,这就意味着看起来健康的夫妻,他们的后代其实有可能患病。如果夫妻双方来自同一个祖先,他们往往携带有某种共同的隐性遗传病的致病基因,子女中隐性遗传病的发病率要比非近亲婚配者高得多,所以近亲不允许结婚。

从染色体的角度来说，我们的染色体有时候会发生断裂，如果在重新连接时发生了错误，就会导致了染色体部分结构发生改变，如果这改变的结果并没有导致遗传物质的增减，我们把这种改变称为平衡性的，一般这样的人也是不表现出缺陷的，但是在形成精子或卵子的时候，来自父亲和来自母亲的同源染色体随机分配，就会导致精子或卵子中的遗传物质发生异常，也就可能导致生出来的小孩有缺陷，比如我们经常说的唐氏综合征，也叫 21 三体综合征，患者的体内多了一条 21 号染色体，很多患儿的父母并不是患者，但是父母中有一方是染色体平衡易位的携带者，导致后代患病。

除此之外，我们的遗传物质也会发生一些新的变异，这些变异有可能是自发形成的，比如说同源重组；也有可能是在环境影响下形成的，比如说孕妇的营养、疾病、感染、用药和接触有害物质等。当然也有一些先天缺陷与遗传因素无关，完全是环境因素导致的，例如某些药物和宫内感染可导致发育畸形等。据报道，单纯由遗传因素造成的出生缺陷占 10％～25％，在更多的情况下，缺陷儿的发生是环境因素引发的，或者是由遗传因素和环境因素两者共同影响的结果。当然，一般正常的无遗传病家族史的夫妻生出有缺陷的孩子的概率是非常小的，但是不能因此就忽视了孕期保健以及出生缺陷筛查，我们认为最好每一位新生儿都能够进行出生缺陷筛查。

（孙路明）

18. 染色体平衡易位携带者想生育正常后代该怎么办

人类的细胞中有 23 对(46 条)染色体。染色体的数量、结构是相对恒定的，不能随便多一点或少一点，否则就会出现一些先天性疾病，例如 21 号染色体三体综合征、18 号染色体三体综合征就是由于相应染色体多出来一部分，而成为染色体部分三体。有些个体的染色体组成是没问题的，只是染色体的部分区段的位置发生了改变，例如一条染色体的某个区段转移到另一条染色体上，或者两条染色体间互换了一个片段，这叫作染色体平衡易位，染色体平衡易位个体在染色体组成上是没有异常的，所以其个体表现一般正常。但由于生殖细胞是单倍体细胞，所以染色体平衡易位个体的生殖细胞中就有一些继承了易位的染色体，而出现染色体的片段的重复或缺失，而来自于这些异常生殖细胞的胚胎，由于出现染色体的片段的缺失或重复，将会出现很高的流产率，或后代出现出生缺陷。

染色体平衡易位携带者想生育正常后代，可以通过第三代试管婴儿，即 PGD/PGS 技术实现，受精卵体外发育到胚胎或囊胚时，取部分细胞做染色体分型或基因测序，挑选健康的胚胎移植，从而使其后代正常。

（张　进）

19.　为什么一对聋哑夫妻能生出听力正常的孩子

聋哑分为先天性聋哑和后天性聋哑两种。先天性聋哑具有三种遗传方式：常染色体隐性遗传、常染色体显性遗传和 X 连锁隐性遗传。先天性聋哑中呈常染色体隐性遗传模式的已知致病基因有 60 多个基因座位，呈常染色体显性遗传的致病基因座位有 36 个，而 X 连锁隐性遗传的先天性聋哑有 5 个致病基因座位。由此可见，先天性聋哑具有高度的遗传异质性。

常见到一对先天性聋哑患者婚配后生出并不聋哑的孩子，有可能存在以下几种原因。

（1）这对先天性聋哑夫妻都属于常染色体显性遗传模式，并且都携带杂合子基因（Aa），两者结合后，其基因型为：Aa（聋哑）×Aa（聋哑）→AA（正常）。

（2）这对先天性聋哑夫妻都属于常染色体隐性遗传模式，但是由于父母的聋哑基因不在同一个基因座位。如在父亲（母亲）中的致病基因是位于 1 号基因座位上的 aa，而在母亲（父亲）中携带的致病基因是位于 2 号基因座位上的 bb，则两者结合的基因型为：aaBB（聋哑）×AAbb（聋哑）→AaBb（正常）。

后天性聋哑是由于后期生活中药物或者其他因素导致的，如传染病造成的，最常见的是由于患各种脑炎、脑膜炎或病毒感染或产伤引起聋哑，则可以生出听力正常的孩子。但是，如果药物导致的聋哑，如链霉素、新霉素、卡那霉素等耳毒性药物需要特别注意。例如，线粒体基因如果发生突变（c. 1555A＞G），是导致药物性耳聋重要原因，因为线粒体基因突变可以遗传给后代，所以药物性耳聋的女性患者其子女对耳毒性药物也是敏感的，一定要避免使用耳毒性药物。

（邢清和）

20.　日本出现的两种新血型是否与福岛核事故有关

如果被问到你的血型是哪一种？你可能会回答 A 型、B 型、AB 型或者 O

型；但如果问你，是 Rh 阴性还是 Rh 阳性，又或者是 Langereis 血型还是 Junior 血型？你肯定要困惑了。ABO 型血型系统是人们最为熟知的一种血型系统，但除此之外还有 Rh、MNS、HLA 等一些非常稀少的血型系统。2016 年 12 月某新闻网站报道，日本科学家在本国发现了两种新的血型，Langereis 血型和 Junior 血型。而事实上，早在 1962 年就发现了 Langereis 抗原，Junior 抗原也在 1970 年被发现。2012 年美国 Bryan Ballif 研究组也确定了这两种血型的相关转运蛋白，他们通过大阪红十字中心和北海道红十字中心提供的 Langereis 和 Junior 的抗原找到了与之相结合的抗体，这两种蛋白可能与抗癌药物的抵抗性有关。这两种血型并不常见，但多见于日本和欧洲的一些地区，这两种血型的发现可能为器官移植和输血提供更准确的诊断。到目前为止，并没有任何科学实验证明这两种血型的存在与核辐射有关联。

（王彦林）

21. "熊猫血"妈妈该怎么办

"医生，求求你们，快救救我的孩子吧！我真的不能再失去他了！"她叫小莉，有过两次流产经历，都是在孕 5 个多月发现胎儿水肿而引产，具体原因不清。这次小莉又怀孕了，到了孕 27 周时胎儿再次发生了水肿。B 超检查发现胎儿全身水肿、胸腹水和心包积液，并且有了早期心衰的表现。检查后发现她是一个 Rh 阴性血的孕妈妈，而她的丈夫则是 Rh 阳性血。巧的是小莉在 15 岁时还曾经手术并输血治疗。三次胎儿水肿的原因找到了，原来都是发生了严重的母儿 Rh 溶血症。

人群中大多数人都是 Rh 阳性血型，所以 Rh 阴性血因为稀少也就俗称为"熊猫血"。如果母亲是 Rh 阴性血型，父亲是 Rh 阳性血型时，胎儿就可能遗传父亲的 Rh 阳性血型，因为与母亲的血型不相容，胎儿可发生严重的宫内溶血。但这种情况，一般在初次妊娠时不会发生，可是如果母亲曾经输注过 Rh 阳性血的话，在第一次妊娠时就有可能发生严重的母儿溶血症，小莉也就是这种情况。

面对这个濒临死亡的胎儿，最后决定行脐血穿刺胎儿染色体检查，同时做胎儿血常规了解胎儿贫血情况，检查发现胎儿贫血非常严重，当即决定给胎儿宫内输血。很快胎儿染色体结果也出来了，是正常的。经过两次宫内输血，胎儿的血红蛋白提高了，水肿也有所缓解了。我们和小莉都看到了生的希望。孕 31 周时小莉因为"破水"剖宫产分娩了一个 1 500 多克的女婴，宝宝在医护人员的精心呵护下存活并健康茁壮地成长起来，小莉终于拥有了自己的可爱宝宝。

亲爱的女性朋友们，一定要注意自己的血型，Rh 阴性血型的女性，如果发生流产或在输注 Rh 阳性血液后，应该在 72 小时内注射抗 D 免疫球蛋白，以减少下次妊娠时发生胎儿溶血的风险。

（王彦林）

22. 现在近视的孩子这么多，是和遗传有关吗

在眼调节放松的状态下，平行光线经眼球屈光系统后聚焦在视网膜前，称为近视，主要表现为远视力减弱和视疲劳，而近视力正常。

人们通常认为：佩戴眼镜意味着文化水平高，近视与智商成正比，所以对近视没有给予足够重视。不知不觉中近视已经成为一种大型流行病。研究表明，近视在发展中国家十分突出，亚洲国家近视发生率高达 70％～90％；美国和欧洲近视的发生率在 30％～40％，全世界几乎所有的人群中都存在近视，我国是近视发生率最高的国家。

近视是一个压根不会传染的病，咋会成为一种大型流行疾病？我国的高中生的近视率竟达到 80％以上，是因为作业太多，还是频繁使用手机？近视并不是由于单一因素造成的，而是由多种因素导致的，环境和遗传因素都参与了近视的发生。用眼过度、阅读距离太近、错误的读写习惯，都将导致视力下降。处于相同的环境中的不同个体，有的很快发生近视，但有的却始终不会发生近视，这就是遗传物质作用的结果，不同的个体对于近视的易感性不相同。

既然近视的确与遗传相关，那么父母近视，是不是意味着孩子会近视？关于这个问题，我们不能一概而论。目前的研究表明，大多数中国人的中轻度近视更多的可能是由环境因素造成，但是当父母患有近视时，孩子发生近视的可能性为父母不患有近视孩子的 10 倍。而对于高度近视（度数在 600 度以上）而言，遗传因素的作用相对而言更为显著。

（王慧君）

23. 人类的智力能遗传吗

谈到智力，人们自然而然地会想到环境条件、教育和培养的作用是何等的重要，而往往忽视了遗传因素。那么，智力水平的高低与个人的遗传基础究竟有没

有关系？

　　过去一百多年来，有众多研究表明人类智商与遗传因素密切相关。子女的智力水平与父母智力水平呈正相关，双胞胎孩子智商差别小于 10，表明了智商的一致性。一般情况下，智商较低者如能在较好的环境中生活和学习，智力可能会有所提高，说明环境因素对智力的形成也有重要作用。因此，智力是由遗传因素和环境因素共同决定的。

　　目前研究表明，多个基因与智商遗传相关，且多分布在 X 染色体上，并且遗传因素对智商的影响程度为 40%～50%。染色体异常也会导致智力障碍，从理论上讲，由于染色体畸变，使基因的数量、位置甚至结构发生了改变。一旦这种改变发生在与脑的发育和新陈代谢有关的基因上时，就会直接影响到智力的发育。基于目前的研究水平，发现 X 染色体上有众多与大脑发育构成相关的基因，有一些猜想被提出，例如孩子的智商主要是由母亲决定，与父亲没太大关系。但是目前并没有明确的研究证明此类观点。

　　人类的智力确实与遗传有关，但是并不完全取决于遗传，与环境教育也是密切相关。同时也有研究表明，孩子的智力与父母的素质和受教育程度也相关。因此，为了下一代的发展，应该为子女提供优良的生存环境和教育环境，在做有利的引导、提高他们的素质的同时，父母亲也要以身作则，加强自身学习，为孩子做好榜样。

（张　进）

24. 遗传性脱发患者为什么男多女少

　　遗传性脱发又称男性脱发、脂溢性脱发、早秃、雄性脱发或雄性激素源性脱发。尽管脱发与遗传因素存在一定的关系，父母脱发的，往往也会造成子女脱发。但这也不是绝对的，只能说可能性大了一些。

　　日常生活中，我们会发现男性脱发的患者明显多于女性，主要是因为毛发与激素有非常密切的关系，男性激素会抑制头发的生长，女性激素反而会促进头发的成长，此外，遗传性脱发的发生还受到个体差异和外在环境的影响，包括营养情况、情绪紧张状况和毛囊刺激等因素。

　　研究表明，不良的饮食习惯，不仅致使个体营养不良，也会直接或间接影响头发的健康，例如常吃辣味、油脂性高食物，这样很容易使皮脂分泌旺盛，导致毛囊堵塞；精神高度紧张亦会使头部血液主要集中于脑部，从而使头皮血液相对减少，长期下去，则会因毛发营养不足而造成脱发；过度的暴晒和有害物质直接接触头皮都会损伤毛囊。

　　而男性相较于女性，更倾向于独自忍受压力，使精神处于紧张状态，并常以抽烟、酗酒、长时间打游戏等不健康的方式缓解压力，此外男性的个人防晒意识薄弱，常常暴晒于烈日下，这些不良的生活习惯都会加速脱发的发生。

（张　进）

25. 酒量是基因决定的，还是后天锻炼的

　　一直以来，许多人认为，酒量是"练"出来的。其实酒量大小及有无酒瘾，并非后天锻炼养成，而是由先天的"饮酒基因"决定的。

　　ADH1B 和 *ALDH2* 两个基因是决定我们酒量的密码。这两个基因决定着酒精代谢过程中两个关键酶（乙醇脱氢酶和乙醛脱氢酶）的功能。饮酒后，酒精（乙醇）在乙醇脱氢酶的作用下转变为乙醛，乙醛继续在乙醛脱氢酶的作用下转变为乙酸，乙酸最后分解为二氧化碳和水，从而最终将酒精降解。乙醇如果分解不够快就会进入血液，进而影响我们大脑的功能，这就是为什么喝酒后会感到头晕、头痛，出现兴奋、自控力丧失、昏睡等醉酒表现。而乙醛如果分解不够快就会出现反胃、呕吐等症状，这也是喝酒脸红的原因，更为严重的是，乙醛会损害我们的肝脏细胞，如果长期被乙醛刺激，就容易发生肝硬化甚至肝癌。*ADH1B* 和 *ALDH2* 两个基因决定着机体中乙醇转化为乙醛、乙醛转化为乙酸的速度。所以，从生物学的角度来看，一个人的酒量到底好不好取决于乙醇转化为乙醛、乙醛转化为乙酸的速度够不够快。至于所谓的经过锻炼后就会喝得更多并非酒量真的提升了，而是耐受酒精的能力增加了，这会给身体带来更严重的损害。所以，为了自己的身体健康，还是要适度饮酒。

（张　进）

26. 基因治疗遗传病能否成为现实

　　遗传病多无有效的治疗方法，但近几十年来由于医学遗传学、临床诊断学以及技术的迅速发展，对人类遗传症研究已取得许多可喜的成果，其中不仅弄清了一些遗传病的发展机制，而且也找到了治疗和预防遗传病的方法，因而过去认为的"不治之症"的遗传病，有了治愈的可能。

　　多年以前，基因疗法就被认为能治愈包括癌症和囊肿型纤维化等几乎所有疾病，但直到最近几年，才开始一点点"兑现承诺"。今年 3 月法国研究人员卡瓦扎纳团队在《新英格兰医学杂志》上发表论文称，他们利用基因疗法成功治愈身患镰状细胞贫血的 15 岁男孩，该疗法在其他 7 位患者身上也显示出惊人疗效。这是基因疗法首次用于治疗常见遗传病。这项新研究意味着，基因疗法成为治愈常见遗传性疾病的主流手段，也并非遥不可及的梦想。

　　遗传病病种繁多，具有家族性和终身性特点，不少疾病的病因和发病机制尚未阐明。随着医学的发展，一些遗传病如能早期诊断和及时治疗可使症状减轻或缓解，如苯丙酮尿症患儿用低苯丙氨酸奶粉和苯丙氨酸降氨酶治疗等可以达到终身不发病，患者与常人无异。再如酶替代疗法治疗黏多糖病、戈谢病等等，但这些都是一些"治标不治本"的手段。而基因治疗简单说就是利用各种技术来"治本"，虽然目前各国科学家对基因治疗研究投入巨大，但绝大多数还局限在动物实验阶段，如何从实验走向临床，真正为患者带来福利，这之中还有很长的路要走。不过，我们还是该充满期待，就像那句话说得好：冬天来了，春天还会远吗？

（王彦林）

疾 病 问 答

27. 孩子吃蚕豆为啥会出现黄疸、贫血，这是什么病

这种病称为葡糖-6-磷酸脱氢酶(G6PD)缺乏症,俗称蚕豆病。G6PD 缺乏症呈世界性分布,全球罹患人数超过 4 亿人,我国分布规律为"南高北低",尤以广东、广西、海南、云南、贵州、四川等地区发病率高。G6PD 缺乏症是一种较常见的 X 染色体不完全显性遗传代谢病,是由于患者体内 G6PD 酶的缺陷,造成红细胞抗氧化能力低下。患者在某些诱因如使用某些药物、食入蚕豆等情况下,会发生急性溶血性贫血和高胆红素血症。

这种病的致病基因位于 X 染色体上,由于女性有 2 条 X 染色体,因此携带者居多,女性携带者可以将致病基因传递给下一代。男性只有 1 条 X 染色体,因此携带者的儿子遗传到了带有致病基因的 X 染色体,就会得病。

开展新生儿 G6PD 缺乏症筛查可及早发现患儿,进行早诊断、早防治。新生儿出生后从足底采集 1 滴血,滴在干的滤纸片上,送检验室后,采用荧光法检测葡糖-6-磷酸脱氢酶的活性就可以筛查出疑似者,是较为准确、敏感的方法。筛查阳性的患儿一般采用基因诊断来确诊。

现在对于该病的致病基因已经研究得比较透彻了,不同地区、不同人群中 G6PD 基因的突变位点差异很大。全世界已经报道的突变有 186 种,我国则至少已发现了 20 多种突变,其中 c.1376G＞T、c.1388G＞A 和 c.95A＞G 这三种突变占 50% 以上。因此,我们可以通过基因诊断来确定您和您的孩子是否携带了致病的突变基因。也就是说只要抽 2 毫升左右的外周血,就可以确定你们的 G6PD 基因是否正常。

（颜景斌）

—— 专家简介 ——

颜景斌

颜景斌,博士,副研究员,硕士生导师,上海交通大学医学遗传研究所分子诊

断课题组长。主要研究方向为遗传病基因诊断新技术研究和基因表达的表观遗传调控机制研究。

28. 怀疑有家族遗传病在备孕期间应该做些什么

随着二孩政策的全面实施，越来越多的年轻男女开始了备孕之旅。那么，对于那些怀疑自己有家族遗传病的年轻男女，在备孕期间可以做些什么呢？

首先，这类夫妇要充分了解双方家庭是否有家族性遗传病病史，以初步判断自己是否可能患有遗传性疾病。此外，备孕双方需找专业机构的遗传咨询师进行遗传咨询，在遗传咨询师的指导下，备孕男女双方进行必要的基因检测，及常见遗传性疾病的易感基因筛查，明确诊断自己是否有常见的家族性遗传病的致病位点。若一方或双方患有遗传性疾病，或携带致病基因，则需要进一步深入评估将致病基因遗传下去的可能性，综合各项因素，采取优生优育措施。同时，备孕时，夫妇双方需要做一些常规孕前检查。孕前检查的最佳时间为怀孕前 3～6个月，夫妻双方同时检查，以确保身体健康，适合怀孕。女性通常需要检查以下项目：盆腔检查、排卵监测、性激素六项检查、子宫内膜检查、妇科 B 超检查。男性通常需要进行：精液检查、内分泌激素检查、男性体格检查。此外，女性需要进行优生五项检查。优生五项是检查孕妇患病后是否将引起子宫内胚胎（胎儿）感染引发流产，甚至造成先天缺陷或发育异常的病原体传给胎儿的检验，简称TORCH 检查。TORCH 是指一组病原体：T 即刚地弓形虫，O 即 others，比如乙型肝炎病毒、艾滋病病毒、梅毒螺旋体等；R 即风疹病毒，C 即巨细胞病毒，H即单纯疱疹病毒。

最后，夫妇双方在备孕期间要养成规律的作息，适量运动，均衡饮食，以最好的心情、最佳的状态迎接新生命的到来！

（秦胜营）

29. 什么是遗传性代谢缺陷病？ 如何筛查

遗传性代谢缺陷病又称先天性代谢异常（IEM），是由于基因突变导致机体生化物质在合成、代谢、转运和储存等方面出现的各种异常的总称。此类疾病包括了糖、氨基酸、有机酸代谢异常，尿素循环障碍，嘌呤代谢病，金属代谢病，溶酶体病，线粒体病，过氧化酶体病，以及卟啉、胆红素、红细胞代谢异常等。IEM 总发病率颇高，常引起进行性和不可逆的神经系统损害，导致智力低下。开展IEM新生儿筛查和高危儿筛查对于提高人口健康素质具有重要意义。

新生儿疾病筛查是指在新生儿期对某些危害严重的一些先天性疾病、遗传性出生缺陷病进行群体普查和早期诊治，避免或减少智能残疾，提高出生人口健康素质的专项保健技术。新生儿筛查的先天性、遗传性出生缺陷病通常在新生儿期不表现出特定症状，然而一旦出现症状，已失去了治疗良机。对于患遗传性代谢病的患者，在新生儿早期的血液内已有生化代谢等变化，用实验方法可做出早期诊断。

实施筛查技术服务时具体工作包括建立筛查网络、筛查技术、质控体系和信息体系。服务程序包括新生儿筛查健康教育和知情选择原则→滤纸干血片采集→将血片标本递送至筛查中心→实验室筛查检测→筛查阳性的识别、阳性报告和召回→病例诊断和治疗→跟踪随访→筛查信息统计和报告。上述服务程序可分为采集筛查血片、实验室检测、疾病早期诊治等技术性环节，宣教动员、递送血片、召回阳性等服务性环节，以及组织管理、质量控制、信息服务等管理性环节。

（李　丽）

30. 所有遗传病都无法完全治愈、无法预防，这种说法有道理吗

遗传病是指遗传物质发生改变而导致的疾病。这种改变小到某个基因单个碱基对的变化，大到染色体大段甚至整条缺失，均可使身体内某种或多种蛋白功能异常而致病。遗传病具有家族聚集性、先天性和终身性等特点。其中终身性决定了遗传病治愈的难度：一方面，多数遗传病缺乏相应的临床治疗措施，使得遗传病无法纠正。另一方面，即便目前可以通过饮食、药物、手术和基因疗法缓解部分疾病的病情，但这些方法终究治标不治本，致病突变并不能修正。

虽然目前完全治愈遗传病希望渺茫，但是我们还是可以在不同时期采取措施预防遗传病的发生。

孕前：①谨慎择偶，防止近亲或同病结婚；②选择合适受孕时机，尽量避免晚育；③备孕期间远离有毒有害环境，防止诱发突变。

怀孕后：注意遗传咨询和产前诊断，通过大排畸、无创诊断、唐氏筛查、绒毛膜取样及羊水穿刺对胎儿的发育情况及遗传物质进行检测，判断胎儿患有遗传病的可能性。尤其对于家中有遗传病史或多次自然流产及生育病孩的夫妇，通

过遗传咨询、产前诊断和选择性流产可以有效防止有病患儿的出生。

另外，对于有很大概率生育患遗传病孩子的夫妇，胚胎植入前诊断（PGD）通过体外受精、组织活检和遗传诊断筛选正常胚胎，将正常胚胎再次导入母体内等一连串步骤，极大增加了他们生育正常孩子的可能性。目前国内通过 PGD 可以阻隔几十种遗传病发生。

同时，随着生命科学的飞速发展，人们正在致力于用基因疗法修正突变的基因。并且在国外已有成功治愈镰状细胞贫血的案例，相信不远的将来，根治众多遗传病会成为可能。

（马　端）

31.　产前筛查能确定胎儿是否患有先天愚型吗

是的。所谓的先天愚型，其正式的名称叫唐氏综合征（DS），是最常见的染色体病，该病是由于多了一条 21 号染色体引起的，又称 21 三体综合征。根据染色体核型，DS 患儿可分为三种类型：标准型（所有细胞中均多了一条 21 号染色体）、嵌合型（部分细胞中多了一条 21 号染色体）和易位型（一条 21 号染色体和其他染色体发生易位），其中标准型占 85％以上。目前可以通过产前筛查来确定胎儿患唐氏综合征等疾病的风险，这种筛查俗称唐筛。

目前开展的唐筛主要针对 21 三体、18 三体、13 三体综合征，以及开放性神经管缺损等进行风险评估。研究发现，胎儿如果罹患唐氏综合征，孕妇血浆内甲胎蛋白等 2～3 种特定蛋白的含量会有明显的改变，因此孕妇只需在规定的孕周去医院抽一定数量的外周血，通过检测血浆中这些蛋白的含量就能确定胎儿异常的概率。筛查阳性的孕妇可以通过羊水穿刺等手段采集胎儿样本，并采用基因诊断的方法进行确诊。

这几年出现了一种新的唐氏综合征无创筛查的方法，孕妇同样在规定的孕周内采集外周血，由于孕妇血浆中存在游离的胎儿 DNA，唐氏综合征患儿 DNA 中 21 号染色体上的基因拷贝数高于正常胎儿和孕妇，因此通过高通量测序对 21 号染色体进行检测就可以基本确定胎儿是否罹患唐氏综合征，其检测灵敏度和可靠性比常规的唐筛要高很多。当然筛查阳性的孕妇同样还需要通过羊水穿刺和产前诊断来确诊。

（颜景斌）

32. 生育过一个唐氏综合征患儿，第二胎也会得该病吗

　　唐氏综合征又称 21 三体综合征。根据染色体核型的不同，可以把 21 三体综合征分为三种类型：①标准（游离）型，多出的 21 号染色体独立存在，大部分的唐氏综合征属于这种类型，与减数分裂过程中染色体不分离相关，这种孩子发病与父母的核型无关。也就是说如果父母核型正常，患儿核型为 47，XX(XY)，＋21，第二胎再发风险并不增高，但是据报道有一些家庭确实出现 2 个以上的典型三体征患者。②易位型，多出的 21 号染色体不是独立存在，通常由一条 D 组(13/14/15)或 G 组(21/22)染色体与一条 21 号染色体的长臂通过着丝粒融合而成。如果父母为易位型携带者，则后代再发风险率大大增高，再发风险依据携带者是母亲还是父亲而不同。Dq21q 易位携带者母亲，分娩易位型患儿的风险率比父亲为易位携带者要高。21q22q 易位的情况与之大体相同，21q21q 平衡易位携带者无论是母亲还是父亲，后代 100％为 21 三体患儿。③嵌合型，是受精后体细胞分裂染色体不分离的结果，患儿体内有两种以上的细胞株，一种正常，一种为 21 三体细胞，其临床表现差异悬殊，随正常与异常细胞株所占比例不同而不同。

　　对于生育过一个唐氏综合征患儿的夫妇，第二次妊娠时一定要进行产前诊断，包括夫妇双方的染色体核型分析，避免再次生出患儿。对于一方为 21q/21q 平衡易位携带者夫妇，因生育正常后代可能性非常小，应采取节育措施或寻求辅助生殖手段。

（张　毅）

33. 唐氏综合征患儿出生真的与母亲年龄有关吗

　　唐氏综合征是一种严重的先天性智力障碍疾病，又称先天愚型或 21 三体综合征，患者的细胞核比正常人多出一条第 21 号染色体。其主要临床表现为患儿具明显的特殊面容体征，如眼距宽、鼻根低平、眼裂小、眼外侧上斜、有内眦赘皮、身材矮小、四肢短等；其智能低下表现随年龄增长而逐渐明显；常伴有先天性心脏病等其他畸形。该病发病率为 1/800～1/600，目前该病尚无有效的治疗方法，给社会和家庭带来沉重的负担。科学家对唐氏综合征的研究，有助于疾病的临床诊断，治疗以及预防。

通过对唐氏综合征风险因素的研究，显示患儿的额外 21 号染色体主要来源于母亲。母亲年龄越大，宝宝出现遗传异常的风险越大。即当母亲卵子里有一条多余的 21 号染色体，宝宝就会出现唐氏综合征。随女性年龄的增长，出现此类错误的风险也随之升高。然而没有考虑的情况是，父亲精子的 21 号染色体异常，即父亲的年龄越大，制造精子的过程出错概率就越高，导致精子出现问题，比如说，多出来一条染色体。遗传不仅仅是女方的问题，疾病风险来自于双亲。因此唐氏综合征患儿出生不仅仅与母亲年龄有关，还与父亲年龄有关。除了母亲年龄较大是唐氏综合征患儿出生的高危人群，还有妊娠前后孕妇的感染史，用药史以及周围环境污染史等。虽然唐氏综合征患儿出生与母亲年龄有一定的关系，但是母亲生育年龄不是我国现阶段唐氏综合征患儿出生的主要因素。

（崔东红）

34. 克氏综合征——多余的 X 染色体是赚到了吗

克氏综合征，即克兰费尔特综合征，又叫先天性睾丸发育不全，是一种染色体异常引起的先天性疾病。众所周知，男女之分是由性染色体决定的，男人的性染色体为 XY，女人的性染色体则是 XX，但克氏综合征的患者最常见表现为 XXY。对于染色体这件事，可不是多多益善。

克氏综合征患者出生时和儿童期与常人无异，往往是到了青春期才表现得"与众不同"，比如小睾丸、小阴茎，说话软声细语，皮肤白皙，甚至乳房发育如女性。很多患者婚后发现性功能差，绝大多数不能生育。不但如此，这部分患者还要承受不同程度的心理压力，往往会有焦虑和抑郁等精神障碍。可见，这多出来的一条 X 染色体给男性患者带来了巨大烦恼。

本病患者多因不育或是性功能差而就诊，确诊依靠染色体核型分析，表现为 47，XXY。虽然现代医学还无法把这多余的染色体"去掉"以还患者一个真正的"男儿身"，但是依靠补充雄激素治疗和试管婴儿等手段，本病患者的生活质量还是有一定提高的。

（马　端）

35. 地中海贫血和地中海有什么关系

据世界卫生组织统计，全球约有 30 亿人不同程度贫血，每年因患贫血引致各类疾病而死亡的人数上千万。贫血又分很多类型，其中地中海贫血就是重要的一种类型。

地中海贫血是基因缺陷引起血红蛋白中珠蛋白链合成障碍，使一种或几种珠蛋白数量不足或完全缺乏，因而红细胞易被破坏的溶血性贫血，又称海洋性贫血，而我国则定义为珠蛋白生成障碍性贫血。作为一种基因遗传病，由于最早发现于地中海区域，习惯上称为地中海贫血。它是全球分布最广、累积人群最多的一种基因病，全世界约有 3.5 亿基因携带者。我国以南方地区多见，是我国长江以南各省发病率最高、影响最大的遗传病之一，尤其以广西、广东和海南为甚。

地中海贫血分为三型。轻型：轻度贫血或无症状，一般无须特殊治疗；中间型：轻度或中度贫血，可以活到成年；重型：出生数日即出现贫血、肝脾肿大进行性加重、黄疸，并有发育不良和很多并发症，如不治疗常于 5 岁前死亡。

由于地中海贫血是基因遗传的，药物无法治愈，目前还没有根治的方法。骨髓移植是目前唯一可能治愈中重度地中海贫血的方法，但仅少部分能配型成功，而且治疗费用非常昂贵，结局也不一定好。所以预防地中海贫血非常重要。进行地中海贫血产前筛查和地中海贫血产前诊断，能够做到一定程度的预防。

（盛　伟）

36. 父亲是多囊肾遗传病患者，如何才能生出健康的后代

多囊肾（PKD）指的是双侧肾脏多发性进行性囊肿为主要特征的一种单基因遗传性疾病。主要分为常染色体显性遗传性多囊肾（ADPKD）和常染色体隐性遗传性多囊肾（ARPKD）。ADPKD 是发病率最高的遗传性肾病，居我国终末期肾衰竭病因第 4 位。其主要病理特征表现为双肾出现许多大小不等的液性囊泡，囊肿进行性长大，破坏肾脏的结构和功能，最终导致尿毒症。ARPKD 大部分发生于婴儿时期，多数患儿死于肾功能衰竭或肝脏并发症，预后非常差；ADPKD 则多数于 30～50 岁之间发病，同时其外显率极高，达到 90％以上，患者在 80 岁时，外显率 100％。男女发病率相等。

在本案例中，若父亲是 ADPKD 患者（其亲代仅一方患此病），而母亲方无多囊肾家族史，则考虑下一代会存在 50％的得病率。多囊肾病治疗一直是世界性的难题，尚无特效的治疗药物。所以当前主要靠产前诊断来确定胎儿是否携带 PKD 相关的突变基因。孕妇可在怀孕 10～23 周做羊水或绒毛细胞的"囊肿基

因"（*PKD1*、*PKD2*）检测，从而可以帮助多囊肾家庭选择一个健康的孩子，并且这个孩子将不再携带致病基因，而她（他）的后代也不需再担心得此病。

（王彦林）

37. 父母都有冠心病，子女会不会也得冠心病

国内外大量流行病学研究结果表明，冠心病发病具有一定的家族性，但并不绝对。冠心病的发病由多因素决定，遗传因素是其内在原因，还存在很多后天的影响因素，比如一些冠心病的危险因素，如高龄、吸烟、高血压、糖尿病、肥胖、高血脂等。年龄和基因都是不可改变的因素，那就尽量减少其他的危险因素，如良好心态、不吸烟、控制体重、饮食清淡，定期监测血压、血糖和血脂，避免"三高"的发生。此外，对于家族性高胆固醇血症的家庭成员，可能罹患冠心病的概率会比一般人明显增加，建议家庭成员能早期筛查血脂，做到早发现、早治疗，将可能引发冠心病的"小火苗"及时控制。当然，同一家庭中不良生活习惯的影响，如共同的高热量、高盐等饮食习惯，父母吸烟导致子女主动或被动吸烟等，也是造成冠心病具有"家庭聚集性"的可能原因。因此，即便父母已经是冠心病了，只要养成健康的生活方式，定期体检，不发展出其他危险因素，作为子女仍然有机会避开冠心病这个危险的"坑"。

（孙爱军）

—— 专家简介 ——

孙爱军

孙爱军，复旦大学附属中山医院、上海市心血管病研究所研究员，博士生导师，上海市心血管临床医学中心副主任。主要研究方向是心力衰竭的发病机制及临床转化。

38. 家族性高血压/高血脂，如何预防脑卒中

高血压/高血脂与遗传有关且具有家族聚集性，这一点大家都很清楚。许多资料数据表明，父母血压/血脂高，孩子也容易得高血压/高血脂。脑栓塞多发的家族，其家庭成员患病的可能性也较大。那么针对家族性高血压/高血脂患者应该如何预防脑卒中呢？

（1）坚持监测血压，定期做血脂、血糖、肝功能等全面检查。

（2）调整合理饮食。如限制钠盐摄入、增加含钾类食物的摄入可有效降低血压，脑卒中发生率的有效降低主要来自血压的有效控制；坚持低胆固醇营养平衡的饮食，鼓励进食新鲜蔬菜和水果，多吃一些富含蛋白质及不饱和脂肪酸的食物，减少饱和脂肪酸的摄入可降低血脂。

（3）对于肥胖和超重的患者，降低体重最终可有效降压，从而能达到减少脑卒中发生的目的。

（4）调整生活、工作方式，避免久坐不动。养成每日运动的习惯，如轻快的散步、慢跑、骑车、游泳或其他活动，每日至少 30 分钟，可以在多方面改善健康，比如可促进胆固醇的分解，从而降低血脂，减少患脑卒中的危险性。

（5）戒烟限酒。戒烟可明显降低脑卒中发生率，少量适当饮酒可减少缺血性脑卒中的发病率。

（马　端）

39. 肥厚型心肌病一定会遗传吗

肥厚型心肌病是一种器质性心脏疾病，主要表现为心脏的不对称肥厚。肥厚的心肌如果使心脏射血受阻，就称之为梗阻性肥厚型心肌病，剧烈运动时可导致猝死，因此梗阻性肥厚型心肌病是青少年和运动员心源性猝死的最常见原因。非梗阻性的肥厚型心肌病则预后相对较好。肥厚型心肌病在人群的发病率约为 0.2%，约三分之二的肥厚型心肌病患者表现出家系遗传的特点，其他的为散发性。目前认为，无论是家族性还是散发性的肥厚型心肌病都具有相同的遗传因素，是一种编码肌节蛋白的基因突变引起的常染色体显性遗传病。总之，肥厚型心肌病不一定会遗传，但是建议肥厚型心肌病的家庭成员都做一个简单而有效的检查——心脏彩超，筛查一下有没有心肌肥厚。另外，目前有多家医疗机构已设立肥厚型心肌病高危基因检测，建议肥厚型心肌病的家庭成员可以进行高危基因的检测。这些措施都是为了做到疾病的早发现、早治疗，避免悲剧的发生。

（孙爱军）

40. 父母听力正常，就没有必要进行新生儿耳聋基因筛查了吗

并不是只有耳聋残疾人才会生育聋儿。临床数据显示，90% 的聋儿其父母

是听力正常的。100 个听力正常人中，就有 6 个人存在耳聋基因缺陷，如果同一类型的耳聋基因缺陷者结为夫妇，他们生育聋儿的概率远远高于普通人。因此，应重视致聋原因的科普宣传，做到早筛、早诊、早干预，尤其在小孩刚出生甚至在娘胎时就要做耳聋基因筛查。

研究表明，在所有致聋原因中基因缺陷是导致聋儿出生的主要原因，比例近60％。在大量迟发性听力下降患者中，有对耳部压力极其敏感的迟发性聋（俗称"一巴掌聋"）以及药物聋，在传统新生儿听力筛查中不能够被筛查出来，但在之后的成长过程中，由于外部致聋环境或者使用了类似庆大霉素、卡那霉素等氨基糖苷类抗生素，从而对听力造成无法挽回的损伤。更可怕的是，药物性耳聋是母系遗传的，也就是说如果妈妈携带药物性耳聋基因突变，她的孩子无论男孩还是女孩都会因为使用这类药物致聋。

通过遗传性耳聋基因检测，就可以确定一个人是否携带缺陷基因。如果在两三岁以内最佳的干预期进行干预，尤其一生下来就做基因检测，对于先天性耳聋患者，尽早配备电子耳蜗或助听器，即便孩子已经耳聋了，在语言发育期进行及早干预，他就不会又聋又哑，可以和正常孩子一样交流。而对于药物聋敏感个体发放一张"用药指南卡"，每次看病时给医生出示这个卡片避开禁忌药物，那么这个孩子就不会发生耳聋了。

（李　丽）

41. 牙列不齐也是遗传的吗

门诊上经常碰到患者问牙列不齐会不会遗传，担心自己糟糕的牙齿状况遗传给下一代。牙列不齐又叫作"错𬌗畸形"，主要的表现有龅牙、地包天、牙齿拥挤等。这不仅影响患儿的口腔美观，影响患儿与其他小朋友的交往，有时甚至影响患儿的心理健康。最为重要的是牙列不齐常常会有食物的残渣藏进牙齿之间的缝隙中，小朋友的口腔清理本就不便，食物残渣会滋生细菌，细菌产酸侵蚀牙齿，导致龋齿的发生，严重时可导致牙髓炎。另外出现牙列不齐时，牙龈会容易出血。

科学证实牙列不齐确实会遗传，但同时受环境、外部压力、不良习惯、营养障碍等多方面的影响，有变异的可能性。临床上经常见到子女的牙列不齐像父亲或母亲，子女之间牙列不齐的临床表现有时一致，有时相互之间差异很大。父母怎么知道自己的牙齿不好是遗传因素还是环境因素引起的呢？可以观察这种牙列不齐是否出现在其他人身上，比如孩子的外公外婆或爷爷奶奶是否也有类似的情形。如果也有类似的表现，那么这种牙列不齐主要是由遗传因素引起的。

　　龅牙、地包天、牙齿拥挤等应尽早治疗，早期干预对已发生的牙列不齐进行早期治疗，阻断其发展，或通过早期控制，引导牙颌面良性发育。早期干预可以在较短的时间内，用比较简单的矫治方法，达到事半功倍的效果，对治疗这类遗传性牙列不齐具有重要作用。如果父母知道自己有遗传性的牙列不齐，那么在小朋友开始长牙的时候就应该尽快到专科医院进行咨询，看怎么样尽早进行保护，或者矫正牙齿，甚至在准备怀孕的时候就应该进行遗传咨询，评估自己将来生出的小孩到底有多大概率会罹患同样的疾病，以及进行早期的预防措施。

（陈万涛）

—— 专家简介 ——

陈万涛

　　陈万涛，二级教授，博士生导师，上海市重点学科（口腔基础医学）带头人，上海领军人才和新世纪百千万人才工程国家级人选。现任上海市口腔医学研究所所长，兼任中华医学会口腔生物医学专业委员会副主任委员，上海市口腔医学会口腔基础专业委员会主任委员。主要从事口腔颌面部-头颈肿瘤分子分类和靶向治疗基础临床研究，以及口腔颅颌面部遗传性疾病研究。

42. 如果有结直肠息肉病，将来一定变成肠癌吗

　　回答这个问题前先要搞清楚：结直肠息肉和息肉病是两个不同的概念。息肉泛指任何肠腔内隆起的病变，当在肠道广泛出现数目多于 100 颗以上的息肉时则称为肠息肉病。从发病率来看，70％为腺瘤性息肉，是极易发生癌变的一种类型。息肉是否会癌变与这几个因素有关：①大小，越大越易癌变；②数量，越多越易癌变；③病理类型，腺瘤性息肉最易癌变；④外形，简单理解就是长得越"丑"越易癌变；⑤分布，长得位置越靠近肛门，越易癌变。

　　所以，综合以上几点，患了结直肠息肉病，虽说将来不一定变成肠癌，但这个风险还是很大的，一定要及早就医才是。另外，结直肠息肉患者应具有良好的饮食习惯，多吃蔬菜水果、全谷物，不吸烟适当饮酒，坚持体育锻炼，劳逸结合。最

后，提醒有肠息肉家族史的人要定期检查，以便及早发现病情。

（马　端）

43. 父母双方都有神经系统遗传病，后代一定会患病吗

神经系统遗传病是指由于遗传变异导致的发育个体出现以神经系统功能缺损为主要临床表现的疾病。神经系统遗传病的种类繁多，发病机制以及遗传模式也是十分复杂。按照遗传模式对神经系统病进行分类，大致可分为单基因遗传病、多基因遗传病、染色体病和线粒体病。

以发病机制和遗传模式相对简单的单基因遗传病为例，这一类单基因疾病又可以分为几种遗传模式：常染色体显性、常染色体隐性、X 连锁隐性和 X 连锁显性。例如遗传性脊髓小脑型共济失调病，是一种主要以常染色体显性遗传模式为主的神经系统遗传病。即纯合突变以及杂合突变都会导致发病，如果父母双方都有这种神经系统遗传病，他们可能携带有杂合突变，也可能携带有纯合突变。后代只要从父母双方继承了一个致病位点，那么后代就一定会患病。但是如果父母双方都是携带了杂合突变，而后代很幸运地继承的是父母正常的两个基因位点，那么这样的后代是不会患病的。

综上所述，神经系统遗传病是一类种类繁多，致病机制和遗传模式复杂的疾病。应该根据具体的疾病，按照该疾病的致病机制和遗传模式进行仔细、具体的产前诊断和遗传咨询。

（贺　光）

44. 妻子得了精神分裂症，听说会遗传，孩子究竟会不会患病

国内外学者对精神分裂症的病因进行了大量研究，但确切的病因至今尚未明了。相比于其他精神疾病，精神分裂症的遗传风险是比较高的，约为 80%。已有众多研究显示遗传因素在精神分裂症的发生中起主要作用。

研究表明，如果父母双方都患有精神分裂症，子女患病的风险最高，约为 46%；如果父母一方患病，则子女患病的风险约为 13%。但对于那些恢复良好、

社会功能完整的患者而言，其后代的患病风险是相对较低的。

医学界普遍认为，精神障碍的发病是生物因素和社会心理因素共同作用的结果。生物遗传因素是内因，社会心理因素是外因，当碰到诸如婚姻不顺、家庭环境不良、社会支持缺乏等不良事件，或是个体存在诸如内向、孤僻、敏感多疑的性格特征，就可能成为精神分裂症的诱发因素。

如果父母患有精神分裂症，首先要正确看待孩子罹患精神障碍的风险；其次，要及时关注心理、情绪状态，遇到不开心的事情及时寻求家人、朋友的开导和支持，减少精神压力。多参与体育锻炼和团体活动，有意识地培养良好的生活环境和意志品质。适时休息，避免过度疲劳；如果出现头晕、头痛、胸闷、失眠、多梦、烦躁不安等不良状态，应尽快到医院寻求专业的咨询和治疗，预防精神疾病的发生。

（徐一峰）

45. 抑郁症的遗传风险有多大

抑郁症是一种常见的、以显著而持久的心境低落为主要临床特征，具有高发病、高复发特点的心境障碍。抑郁症的核心症状包括情绪低落、动力缺乏、兴趣减退、注意力难以集中、睡眠障碍、自我评价低，可伴有消极自杀观念或行为等。重性抑郁障碍会对患者的家庭、工作、学习和日常生活以及身体功能产生巨大的负面影响。大多数患者存在反复发作倾向，每次发作多可缓解，部分会存在残余症状或转为慢性。

抑郁症属于情感障碍，相比于精神分裂症遗传风险较低。研究显示在抑郁症的发病中遗传因素大约占 37%，其中女性约为 40%，男性约为 30%，但早发性、反复发作以及重性抑郁障碍中遗传因素所占的比例会高一些。抑郁症患者一级亲属（父母、子女、同胞）的患病风险是一般人群的 2～3 倍。

虽然遗传因素在抑郁症的发病中起重要作用，但社会心理因素也会影响抑郁症发病。在日常生活中可以发现，同样是面对不良的生活事件，如亲人去世、遭遇自然灾害、破产、失恋等，有些人会陷入巨大的情绪危机，甚至患上抑郁症，但有些人却能及时调控，安然面对，这说明抑郁症发病的风险是因人而异的。精神疾病虽然存在着遗传基础，但疾病的发生和发展与个人的成长环境、生活经历有很大的关联。良好的家庭环境、教养方式对于一个人健康性格、心理的形成至关重要。因此，作为家长，应该时刻关注孩子的性格发展和心理健康，培养孩子的抗压能力，促进健康人格的发展。

（贺　光）

46. 外婆和妈妈都患乳腺癌，我是否需要做预防性手术

大量医学研究证据证明携带乳腺癌易感基因（*BRCA1*/*BRCA2*）基因突变的女性发生乳腺癌、卵巢癌风险较普通人群明显升高。最新的研究显示，*BRCA1*/*BRCA2* 突变者患乳腺癌和卵巢癌的风险会随着年龄的增长逐渐增加。*BRCA1*/*BRCA2* 突变者到 80 岁时患乳腺癌和卵巢癌的累积风险可分别达到 72％和 69％。著名美国影星安吉丽娜·朱莉的母亲因卵巢癌去世，基因检测提示其母亲为 *BRCA1* 突变。同时，朱莉通过基因检测证实，她从母亲那里遗传了突变的 *BRCA1* 基因，因此获得较高的患卵巢癌和乳腺癌的风险。于是她分别在 2013 年和 2015 年做了预防性双侧乳腺切除和卵巢切除，从而降低患乳腺癌和卵巢癌的风险。因此，如果存在遗传高危因素，可通过预防性干预治疗或预防性切除，从而降低遗传性乳腺癌和卵巢癌的患病风险。比如，如果有血缘关系的亲属中有乳腺癌易感基因（*BRCA1*/*BRCA2*）突变携带者、有血缘关系的亲属中存在发病年龄较早的乳腺癌患者、亲属中同时有两个或两个以上的乳腺癌或卵巢癌患者等，均提示具有高危的遗传因素。此类人群可通过基因检测，明确是否为 *BRCA1*/*BRCA2* 突变携带者，以判断是否需要积极的治疗干预。

因此，对于外婆和妈妈都是乳腺癌患者的女性，可通过基因检测，明确本身 *BRCA1*/*BRCA2* 基因状态。如果为突变携带者，可考虑在妊娠分娩后做预防性乳腺和卵巢切除。但需要注意的是携带易感基因并不意味着一定会发病，也可定期随访，做到早发现、早诊断、早处理。

（余明华）

技｜术｜革｜新

47. 染色体检查是怎么回事

人类的染色体是人体遗传信息的载体。具体来说，染色体存在于细胞中，细胞是在不断地分裂的，当细胞在一个分裂周期期间分裂到一定程度的时候，细胞中的遗传信息的载体——染色体演变成具有一定形态，经过特殊的处理和染色后，在显微镜下能清楚地看到有规律的、完整的染色体形态。正常人有 46 条(组成 23 对)染色体，男性与男性、女性与女性之间，其染色体形态都是相同的，男性的染色体核型用符号表示为 46，XY，女性为 46，XX。男性和女性的染色体唯一不一样的是那对性染色体，男性的性染色体为 XY 染色体，女性的性染色体为 XX 染色体。

人类的各种遗传信息都是通过位于染色体上的各种基因进行遗传的。比如孩子的面容长得像父母，孩子的血型与父母的血型发生有规律的联系，黑种人与黑种人交配后所生的孩子也是黑种人，类此等等，都是遗传的结果。有些疾病可通过遗传而传递到后代，称为遗传性疾病。目前已发现了 3 000 余种遗传性疾病，其中，染色体病占其中的相当一部分。染色体的异常分数量异常和结构异常，无论哪一种异常，都可能导致这样那样的疾病，其中不少种类的染色体异常还可导致不孕或生育力下降(比如染色体核型为 47，XXY，47，XYY 等)、流产、胎儿畸形，甚至死胎等。因此，对不孕症夫妇来说，经一段时间的治疗仍然无效时，夫妇双方做一次染色体检查甚是必要，可以排除一下染色体方面的因素。

行染色体检查，可以取身体上任何部位的组织细胞作为样本进行检查，但以抽静脉血检查最为方便、最为常用。当然，查男性的精子染色体必然要采集精液。

（李　文）

48. 听说三代试管婴儿可以帮助生男孩，这是真的吗

试管婴儿技术在理论上虽说可以进行性别筛选，但是不能随意选择。试管

婴儿技术中包括一种叫胚胎移植前诊断的技术，可以进行性别鉴定，但是这种技术主要用于遗传病患者，为了保证优生优育，可以对胚胎中的一个细胞进行基因和染色体检查，如果遗传病与性别有关，如与性染色体有关的遗传病，需要进行胚胎的性别筛选，避免遗传病的发生。因此如果仅仅是为了生男孩或女孩是不允许进行该性别检查的。根据我国法律规定，除非遗传病与性别有关，为了避免遗传病的发生之外，其他的不孕人群做试管婴儿是不可以进行性别筛选的，不然会导致男女人群严重失衡，造成更坏的影响。

胚胎移植前诊断（PGD），第三代试管婴儿技术，主要适用于有遗传性疾病的夫妇或遗传疾病的携带者、染色体异常者。PGD是指在他们的胚胎被移入子宫前，对胚胎进行针对性检测。即用特殊的方法取出这个胚胎中的一个细胞，用特殊的基因探针进行检测。如果检测结果证明带有疾病基因，这个胚胎就不能移植。如果证实胚胎正常，则可移入宫腔。PGD对于优生具有重要的价值，是人类改善后代素质的理想手段。但由于这项检测价格昂贵，而且能检出的疾病很有限，筛选出的患者很少，大部分中心都没有开展这项技术。相信随着生物技术的飞速发展，这项技术会成为一项常规移植前诊断方法。

哪些人需要做胚胎移植前基因诊断？①既往有习惯性流产史者；②患有或携带有已知基因疾病者；③需要选择婴儿的性别者（患有伴性遗传性疾病）。

（李　文）

49. PGD/PGS 技术能减少遗传性疾病的发生吗

试管婴儿技术诞生至今已经历了近40年，现已发展到第三代试管婴儿技术。胚胎植入前遗传基因诊断（PGD）/胚胎植入前遗传基因筛查（PGS）技术用于第三代试管婴儿胚胎植入前的检测，在胚胎植入子宫前使用PGD/PGS技术进行检测，可以直接筛除有问题的胚胎，从而淘汰不健康的胚胎，挑选正常的胚胎植入子宫，以获得正常的妊娠，提高患者的临床妊娠率，并减少试管婴儿出生缺陷的发病率。PGS指在植入胚胎着床之前，利用PGS对早期胚胎细胞进行染色体数目和结构异常的检测，主要通过检测胚胎细胞的染色体的结构、数目，通过比对来分析胚胎是否有遗传物质异常。染色体不正常的胚胎一般很难发育成熟，在发育到五六个月的时候大部分发生流产，即使能存活并能正常生产下来，但也很有可能会发生一些综合征型出生缺陷，例如21三体综合征（唐氏综合征）、18三体综合征等，而通过PGS检测，可以有效提高临床妊娠率，并减少出生缺陷的发生。PGD是指在胚胎植入着床之前,检查胚胎是否携带有特定遗传缺陷的基因,有很多遗传性出生缺陷的发生是由于基因突变引起的,并不能在染色体水平上体现出来,例如囊性纤维性病变、地中海贫血等单基因遗传疾病。如果父母是遗传性疾病患者或基因突变携带者,则其后代有患遗传病的风险,通过PGD检测特定基因的序列,可以分析胚胎是否携带致病基因突变以及是否患病。总之,通过PGD/PGS引入试管婴儿技术,可有效减少遗传性疾病的发生。

(李　文)

50. 无创产前基因检测和传统唐氏综合征筛查,哪个更准确

随着二孩政策的全面开放,许多朋友再次跻身准妈妈行列。"唐氏筛查"是产检中的一项重要检查,医生往往会给准妈妈们提供两种检查方案,一个是传统的唐氏筛查,一个是新兴的无创产前基因检测,这两种方案哪种更加准确呢?

首先我们来简单了解一下这两种检查方案:传统的唐氏筛查是通过检测孕妇血清中的标志物,然后结合孕妇的年龄、体重、孕周、病史等进行综合评估,计算得出的风险度;无创产前基因检测则是通过直接对孕妇血液中胎儿的染色体进行测序分析做出的风险评估。其中,传统的唐氏筛查受到孕妇自身各方面因素的影响较多,因而检出率仅有 65%～75%,即每 100 个患者中只有 65～75 个能够查出来,同时还有 5%～8% 的假阳性率,即每 100 个被检出的患者中有 5～8 人是正常人。而随着高通量测序技术的发展,无创产前基因检测可以直接检测到胎儿的全部 23 对染色体,与传统的生物标志检测相比,检出率得到了大幅的提高,可以达到 99%,而假阳性率低于 1%。

当然,这两种检测都只是筛查,核型检测才是目前临床上公认的检测唐氏综合征的"金标准"。如果早期的筛查结果是高风险,孕妇需进一步接受羊水穿刺以及核型检测来确诊。

(王　芳)

51. 现有技术能否实现多基因遗传病的产前筛查

近年来,多基因疾病的发生和检出率都逐渐增高,目前的临床产前筛查、基因序列检测、遗传咨询等可以为多基因遗传病诊断产前诊断提供一定的支持。

神经管畸形、先天性心脏病等可以通过高分辨力的超声得以检出。早在 1997年,香港中文大学的卢煜明教授就已经在孕妇的血液中发现了胎儿的游离 DNA片段,基因 DNA 检测技术的无创产前筛查(NIPT)也为多基因遗传病的产前诊断提供了更多的可能。

湖南省妇幼保健院湖南省产前诊断中心,收集了超声异常(室间隔缺损、房间隔缺损、法洛四联症、侧脑室增宽、胎儿宫内发育迟缓、颈部透明层增厚、鼻骨长度异常)及孕妇不良生育史胎儿的样本,应用单核苷酸多态性微阵列芯片(SNP array)进行检测,结果发现 53％为已知综合征,47％为非综合征区畸变,4.87％为亚显微结构的致病畸变,因此 SNP array 可以为多基因遗传病的筛查提供依据。

全基因芯片扫描分析技术(CMA)在基因组疾病诊断中具有很大的优势。另外,部分身材矮小、肥胖、癫痫、先天性心脏病等也可以通过 CMA 进行检测。

(王彦林)

52. 肿瘤基因检测的意义何在

现代医学研究证明,除外伤外,几乎所有的疾病都或多或少与基因有关系。基因检测是取被检测者脱落的口腔黏膜细胞或其他组织细胞,对其基因信息进行扩增,然后通过特定设备对被检者细胞中的 DNA 分子信息做检测,预知身体患疾病的风险,分析它所含有的各种基因情况。

随着现代医学的不断发展,人们开始了解并接触肿瘤基因检测,其主要的益处如下。

(1) 发现家族性肿瘤(如乳腺癌、结直肠癌)的易感基因,预知肿瘤的发生风险,然后采取具体的预防措施甚至通过干预避免肿瘤发生。

(2) 了解人体对周边环境中致癌物的敏感程度,通过控制和避免与致癌物的接触,预防肿瘤的发生。

(3) 对复杂疾病的基因水平诊断,有利于肿瘤选药和定制个性化的治疗药物以及剂量。

(4) 在临床上对肿瘤的分型和疾病进展监测有重要作用。

(5) 根据检测结果,可以定期做针对性的体检,还可对饮食营养、作息习惯、运动方式等多方面进行健康指导。

(王彦林)

53. 基因检测与肿瘤标志物检测的区别

基因检测可以诊断疾病，也可以用于疾病风险的预测。疾病诊断是用基因检测技术检测引起遗传性疾病的突变基因。目前应用最广泛的基因检测是新生儿遗传性疾病的检测、遗传疾病的诊断和某些常见病的辅助诊断。目前有 1 000 多种遗传性疾病可以通过基因检测技术做出诊断。基因检测的对象是 DNA 或者 RNA，由于 RNA 容易降解，不稳定，检测比较难完成，所以现在成熟的检测技术是基因测序，对 DNA 信息进行测定。

肿瘤标志物通常是一些与肿瘤的发生发展相关的蛋白、酶或者糖抗原等，而肿瘤标志物检测一般采取免疫学相关的手段如免疫组化、血清学检测等血液检查指标，B 超、X 线、肛门直肠指检等方法也有助于早期发现癌症和癌前病变。

疾病易感基因检测是在健康的时候查出隐藏的"基因地雷"，告诉你未来可能发生的疾病的风险，属于预防医学的范畴。基因检测不等同于疾病诊断。检测结果显示的是患病风险，不等于已经患病，或者将来一定会患病。它能够指导人们调整诱导疾病发生的环境因素，从而达到延缓或避免疾病发生的目的。因为有很多疾病，即使易感基因因素已经存在，但是没有外因的诱导，没有外界环境和遗传背景的相互作用，疾病也不会马上发生。

免疫组化主要检查组织样本的某些蛋白表达水平，主要用于肿瘤的分型。也可根据蛋白表达量来判断某些靶向药物的疗效。分子检测可以对肿瘤分子的生物标志物进行完整图谱分析；基因检测主要是针对 DNA 的突变。从对比看，分子检测更全面，基因检测容易对部分肿瘤突变有遗漏。

（张　进）

54. 当今的基因检测技术可以检测出精神疾病的基因吗

如果"遗传"是指从父母那里获得了一些影响精神疾病患病风险的基因，当今的基因检测技术、遗传标记检测技术特别是高通量测序技术发展愈来愈成熟，可以准确地检测出精神疾病的基因，但并不能确定子女是否会遗传父母的家族性精神问题，因为精神疾病不是完全由基因决定的。

精神疾病指的是一系列的综合症状，而常见的精神疾病通常具有复杂的性状，即性状并非唯一由基因遗传背景决定，而是包括了基因背景、环境因素、生活方式等各方面原因的交互作用。基因检测技术仅仅能够确定三大因素中的基因背景一项，但即使是基因背景完全相同的同卵双胞胎，在不同的生活环境下都会表现出不同的体征，因为对很多疾病来说，基因背景只是致病因素之一。

即使在基因背景中，这种复杂性状也往往并非只有一个基因控制，事实上，受限于目前的科学水平和研究方法，我们目前已知的所有基因变异对于精神分裂症的解释率不足 10%。

在这种复杂性状、没有确定的致病基因、致病候选基因上没有确定的高危致病突变的情况下，所有遗传分析都只能推算患病概率。而严格意义上讲，目前的研究结果还没有明确的遗传标志去检测是否遗传了精神类疾病易感基因或者致病基因，那么从遗传角度讲患病概率也是不准确的。当然如果疾病具有家族遗传性，患病概率肯定是要大一些。

总之，绝大多数疾病或者症状都是由遗传因素和外界环境共同作用的，所以珍惜身体，自身主动调节，选择健康的生活方式，才是最重要的。

（贺　光）

55. 乳腺癌基因检测人人都要做吗

乳腺癌如今已经成为全球第一的"红颜杀手"。根据 2015 年中国肿瘤登记年报，我国乳腺癌的发病率每年以 3% 的速度迅速增长，每年的新发病例约 28.2 万。据统计，乳腺癌一期诊断治疗的 5 年生存率约 96%，二期的 5 年生存率约 84%，而三期的 5 年生存率则为 41%，所以尽早地诊断与治疗对于乳腺癌患者来说意义重大。目前基因检测技术日益发展起来，乳腺癌这个具有一定遗传因素的疾病相关的基因检测项目也日渐进入人们的视线。女性朋友可能要问，是不是有必要进行乳腺癌基因检测，从而排除自己遗传因素的患病可能呢？因为一部分女性人群确实存在一些家族遗传性因素，可以考虑在早期进行乳腺癌基因检测，以下三类人群更适合做基因检测：①妈妈、外婆、姨妈等母系家族成员中，至少有 2 位女性乳腺癌患者；②家族中有 1 位患乳腺癌和 1 位卵巢癌；③家族有人出现双侧原发性乳腺癌或卵巢癌。

除了基因检测外，超声波、钼靶 X 线检查、磁共振成像（MRI）更常见。针对 35 岁以下的成年女性，每半年可以进行一次 B 超常规检查。而且此年龄段内的女性乳腺致密度高，不适合做钼靶 X 线。磁共振则无年龄限制，无辐射，较为安全,准确性高,但检查价格相对较贵。除去精准的基因检测外,定期的女性体检则能帮助女性朋友及时了解身体的最新状况,这对于乳腺癌防控是最为直接有效的方法。

（王彦林）

56. 儿童天赋基因检测靠谱吗

天赋基因检测有些微科学道理,但是如果将天赋基因检测的结果当作儿童教育的判断的标准,那就是十足的"糊涂虫"。

首先,天赋是一系列基因的平衡结果,而且这些基因又各自拥有其他的功能,都处于牵一发而动全身的状态。比如,A 基因可能与 B 基因相互作用,只有 B 也处于突变状态,A 才可能展现出天赋的效果。如果我们不知道 B 的状态,测出 A 也没有用。所以,我们很难确定 A 真的是否能在个体中展现出天赋的效果。

其次,基因的表达调控受后天环境影响极大。同样的突变,在某种环境中可以展示出音乐的天赋,说不定在另一种环境中就有害。

再次,目前寻找天赋基因所用的关联分析很不靠谱,使用的统计方法会产生较大的误导性。比如说,有 1 000 个音乐家和 1 000 个普通人的数据。检测发现,1 000 个音乐家中有 40 个人拥有某个等位基因,而 1 000 个普通人中只有 20 个人拥有该等位基因。然后统计就得出结论:这个等位基因显著与音乐家相关,然后就"鉴定"出了一个新的音乐天赋基因。当然,实际方法要复杂得多,但复杂性状的关联分析的结果一向如此。

所以说,天赋基因检测有些微科学道理,但是完全不靠谱,这里有商业的玄机。

（张　进）

CHAPTER FOUR

微辞典

以下为医学遗传学中的常见名词的简单解释，可帮助读者快速理解和查找（词目按英文字母和汉语拼音为序）。

1. DNA 甲基化

DNA 甲基化是指 DNA 的一种天然的修饰方式。在哺乳动物中，由 DNA 甲基转移酶催化，通常发生在双核苷酸 CpG 中的胞嘧啶。甲基化的 DNA 不容易被转录，它会影响基因的表达。

2. DNA 双螺旋模型

DNA 双螺旋模型又称沃森-克里克模型。沃森(J. D. Watson)和克里克(F. Crick)在 1953 年提出的 DNA 立体结构模型，认为 DNA 为 2 股反向平行的多聚脱氧核苷酸链，由互补碱基的氢键连接，并呈右手螺旋反式围绕同一轴心盘绕。

3. DNA 损伤

DNA 损伤泛指 DNA 结构遭到破坏。

4. DNA 修复

DNA 修复是指受损伤的 DNA 进行纠正结构和功能的过程。

5. 变异

亲代与子代间、同一物种或群体内的不同个体间基因型或表型的差异，称为变异。

6. 表观遗传修饰

表观遗传修饰指作用于基因组 DNA 的化学修饰(如甲基化)，以及作用于靶基因组 DNA 包装成染色质的组蛋白分子的化学修饰作用(如组蛋白的乙酰化)。

7. 表现型

表现型简称"表型"。由基因型与发育环境相互作用而产生的个体可观察到的性状。狭义指某个或某些基因所表现出来的性状。

8. 出生缺陷

出生缺陷又称"先天异常、先天畸形"。胎儿在母亲子宫内发生形态结构、生理功能或代谢缺陷所致的异常。

9. 纯合子

纯合子又称"纯合体"。二倍体生物中,一对同源染色体上特定的基因位点上有两个相同等位基因的个体或细胞。

10. 单基因疾病

单基因疾病是由一对主等位基因控制的疾病。它的遗传符合孟德尔遗传定律,也称孟德尔遗传疾病。单基因疾病中又可分出常染色体显性遗传病、常染色体隐性遗传病、X 连锁遗传病、Y 连锁遗传病等几类。

11. 多基因遗传病

多基因遗传病又称"多基因疾病、复杂疾病"。人类的一些遗传病不是决定于一对主基因,是由两对以上等位基因控制的累加效应引起的。其基本遗传规律也遵循孟德尔遗传定律,但同时还受环境因素等多种因素影响,所以这类疾病又称为复杂疾病或多因子病。该类疾病发病呈家族倾向,但遗传方式复杂。临床上常见的多基因疾病有:原发性高血压、先天性心脏病、消化性溃疡、哮喘和糖尿病等。

12. 个性化医学

个性化医学是指根据患者的遗传组成确定其对疾病的易感性及对药物或治

疗措施的可能性反应，决定对患者的治疗方案。

13. 核酸

核酸是编码遗传信息的分子，包括脱氧核糖核酸（DNA）和核糖核酸（RNA），其单体分别为脱氧核苷酸和核苷酸，由磷酸二酯键连接单体而聚合为 DNA 或 RNA。

14. 核外遗传

核外遗传又称"细胞质遗传（cytoplasmic inheritance）、母体遗传（maternal inheritance）"。基因和性状的传递在细胞核外实现的现象，通常发生在细胞质中的细胞器，如线粒体及叶绿体中，遗传因子通常只通过雌性配子传递。

15. 基因

基因是 DNA 或某些 RNA 分子上具有特定遗传效应的核苷酸序列的总称。一般指位于 DNA 或某些 RNA 分子上编码特定功能产物，如蛋白质或 RNA 分子的一段核苷酸序列。

16. 基因突变

基因突变是指基因结构上发生碱基对组成或排列顺序的改变。通常可以遗传而导致后代中产生祖先不具有的新性状。

17. 基因型

基因型指针对一个生物体或细胞特异性状的等位基因组成。

18. 基因诊断

基因诊断是通过对基因结构和表达进行直接分析，对疾病做出诊断的方法与策略。

19. 基因治疗

基因治疗是指根据基因缺陷的特点，采取基因替代或补偿、基因阻断或下调、基因纠正和基因表达调控等手段治疗遗传疾病的方法。

20. 基因组病

基因组病是由于人类基因组 DNA 结构重排而引起的一类疾病，涉及以序列为基础的邻接基因重排引起基因组的不稳定性。其发生的原因包括同源重组、低拷贝重复、拷贝数变异、非同源末端连接、反转录转座、多 AT 的回文结构、B-DNA 构象、复制叉拖延和模板转换等。

21. 基因组学

基因组学是研究生物体基因组的组成、结构与功能的学科。包括全基因组 DNA 序列及分辨率不断提高的遗传标记图谱的构建、基因之间相互作用及其生物学效应等内容。

22. 基因组医学

基因组医学是在基因组 DNA 的序列结构及其生物学功能的基础上，研究疾病的发生和防治的学科。

23. 克隆

克隆有两种定义：①又称"无性繁殖系"。遗传组成完全相同的分子、细胞或个体组成的一个群体。②利用体外重组技术将某特定的基因或 DNA 序列组合到载体分子，产生大量相同目的产物的过程。

24. 连锁

连锁是指位于同一条染色体上的基因一起传递，即伴同遗传的现象。

25. 孟德尔遗传定律

孟德尔遗传定律是 1865 年由奥地利学者、遗传学奠基人孟德尔(G. J. Mendel)根据豌豆杂交实验所提出的遗传学定律,包括分离定律和自由组合定律。

26. 膜蛋白病

由于膜蛋白缺陷(一般指遗传性缺陷)而诱发的疾病,即膜蛋白病。

27. 人类基因组计划

人类基因组计划是一个始自 1989 年的全球性科学研究计划,由美国能源部、国立健康研究院资助,主要目标是确定人类基因组中 DNA 碱基构成,从物理位置和功能角度识别并定位基因。基因组碱基序列草图已于 2003 年完成并且在不断更新中。

28. 生物信息学

生物信息学是运用计算机科学技术和信息技术开发新算法和数据库信息系统,对生物学过程进行数据分析、归纳甄别、确定数据所蕴涵的生物学意义并建模,更新生物学与医学知识,开发新的数据分析工具的学科。

29. 体细胞遗传病

因体细胞中遗传物质的改变传递给子细胞后所致的疾病,称体细胞遗传病,如肿瘤。体细胞遗传病的 DNA 异常仅发生于特定的体细胞,因此一般不发生上下代垂直传递。

30. 先天性疾病

一出生就有的疾病,但不一定属于遗传疾病。多由于母亲在怀孕期间接触环境有害因素,如农药、有机溶剂、重金属等,过量暴露在各种射线下,或服用某些药物、感染某些病原生物、缺乏某些营养成分如叶酸等,都可能引起胎儿先天异常。如家族中还有其他人患同一种病,且发病年龄相似,就可能是遗传病。

31. 线粒体遗传病

线粒体遗传病是线粒体 DNA 突变所引起的一类疾病,呈母系遗传。

32. 携带者

携带者是表型正常,但带有异常遗传物质的个体。包括在常染色体或性染色体隐性遗传病的家系中,携带突变基因、结构畸变染色体或遗传标记却不表现出疾病表型的个体。

33. 性染色体病

由性染色体(X、Y 染色体)数目或结构异常所致的疾病,称为性染色体病。临床上多表现为性别特征发育异常,可有生育障碍和其他异常。

34. 血红蛋白病

血红蛋白病是由于血红蛋白分子中珠蛋白的结构或合成速率异常而引起的一类分子病。

35. 医学分子遗传学

医学分子遗传学是借助分子生物学技术,从分子水平揭示疾病与遗传因素的关系、探索新的疾病诊疗技术和防治途径的一门学科。

36. 医学遗传学

医学遗传学是研究遗传因素在人类疾病的发生、传递中的作用机制及规律的学科,探索人类遗传病的诊断、治疗与预防手段,是人类遗传学在医学领域中的应用。

37. 遗传

随着基因的传递，使子代获得亲代性状、与亲代相似的过程，即为遗传。

38. 遗传背景

研究某一特定基因的结构功能时，基因组中其余的 DNA 组成即为该基因的遗传背景。

39. 遗传病

经典的遗传病指由于亲代生殖细胞中基因突变或染色体变异，导致子代发生的相关疾病。现代的遗传病概念指遗传物质改变（基因突变或染色体变异）所引起的疾病。

40. 遗传多态性

同一群体的不同个体或同一物种的不同群体中，相同基因位点存在两种或者两种以上不同形式，一般变异类型达到 1% 以上，其中最少的一种类型也并非由于反复突变才得以维持的情形。

41. 遗传多样性

由于选择、遗传漂变、基因流动或非随机交配等相关因子的作用而导致物种内不同隔离群体，或半隔离群体之间等位基因频率变化积累，造成一个物种不同群体遗传结构多样化的现象。

42. 遗传方式

遗传方式一般指主基因在亲代和后代之间的传递方式。可将单基因疾病遗传方式分为常染色体显性、常染色体隐性、X 连锁（显性和隐性）、Y 连锁和线粒体遗传五类。

43. 遗传信息

遗传信息指储存在 DNA 或 RNA 分子中的指导细胞内所有生命活动的遗传指令的总和。

44. 遗传印记

遗传印记指同一基因的改变,由于亲代的性别不同传递给子女时其表达可能不相同,引起不同的效应,产生不同的表型的现象。

45. 遗传重组

遗传重组是指通过染色单体或者 DNA 链间的交换,产生基因间或基因内新的连锁关系的过程。

46. 遗传咨询

遗传咨询为患者或其家属提供与遗传疾病相关的知识或信息服务。

47. 杂合子

杂合子又称"杂合体"。在二倍体生物中,一对同源染色体上特定的基因座上有两个不同等位基因的个体或细胞。

48. 中心法则

中心法则是英国物理学家克里克(F. Crick)于 1958 年提出的阐明遗传信息传递方向的法则,指遗传信息从 DNA 传递至 RNA,再传递至多肽。DNA 同 RNA 之间遗传信息的传递是双向的,而遗传信息只是单向地从核酸流向蛋白质。

49. 肿瘤

肿瘤是一类体细胞遗传病，基因异常在疾病的发生中起着重要作用，在各种环境和遗传致癌因素以协同或序贯的方式作用下，局部组织的细胞失去正常的生长调控，导致其克隆性异常增生而形成异常病变。一般分为良性和恶性两类。

50. 转化医学

转化医学是医学的一个新的研究分支，试图将基础医学研究和临床治疗连接起来。将基础医学研究的成果，转化为临床实践的技术和方法；同时又从临床治疗中提出亟需解决的基础性问题。

（贺　林）